CONTRIBUTION A L'ÉTUDE

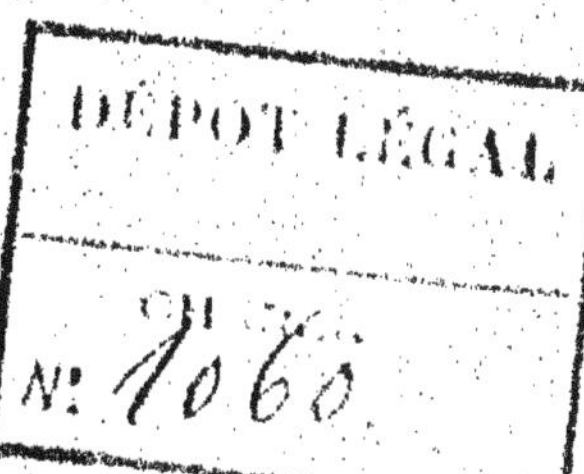

DE LA

Méningite Cérébro-Spinale Epidémique

PAR

Le Docteur Thomas Louis MÉNARD
Ancien Externe des Hôpitaux de Paris
Ancien Interne de l'Hôpital Saint-Joseph
Médaille de bronze de l'Assistance Publique

PARIS
Librairie Médicale & Scientifique
Jules ROUSSET
1, rue Casimir-Delavigne et 12, rue Monsieur-le-Prince
—
1909

CONTRIBUTION A L'ÉTUDE

DE LA

Méningite Cérébro-Spinale Épidémique

PAR

Le Docteur Thomas Louis MÉNARD

Ancien Externe des Hôpitaux de Paris
Ancien Interne de l'Hôpital Saint-Joseph
Médaille de bronze de l'Assistance Publique

PARIS
Librairie Médicale & Scientifique
Jules ROUSSET
1, rue Casimir-Delavigne et 12, rue Monsieur-le-Prince

1909

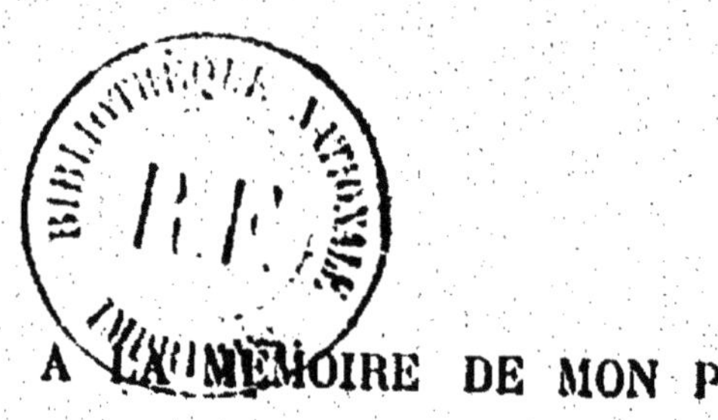

A LA MÉMOIRE DE MON PÈRE

A MA MÈRE

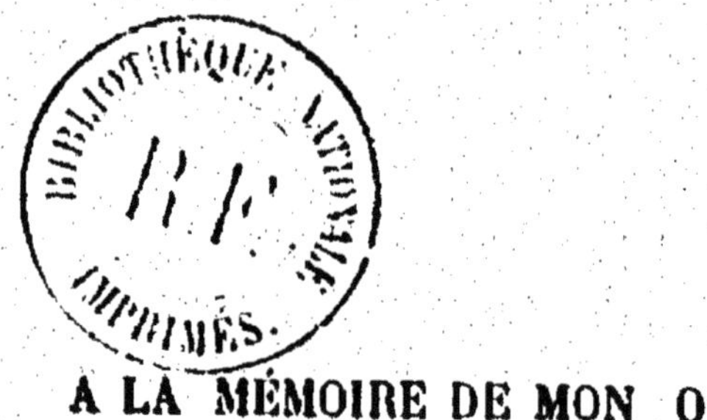

A LA MÉMOIRE DE MON ONCLE

LE DOCTEUR HERVOUET

Professeur de Clinique médicale à l'Ecole de Médecine de Nantes
Médecin en chef des Hôpitaux

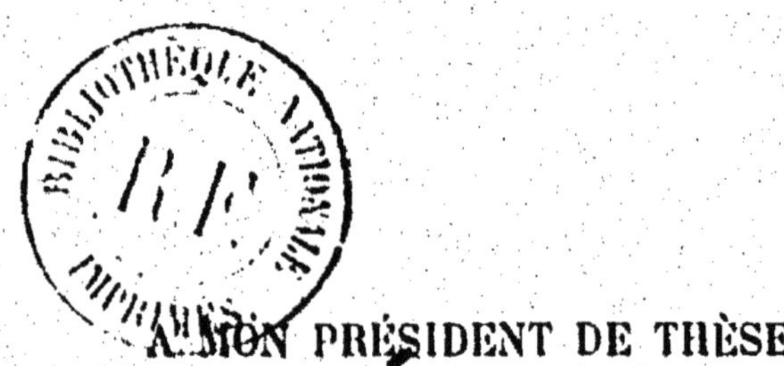

A MON PRÉSIDENT DE THÈSE

LE PROFESSEUR HUTINEL

Médecin de l'Hôpital des Enfants-Malades
Professeur de Clinique médicale infantile à la Faculté de Paris
Membre de l'Académie de Médecine
Chevalier de la Légion d'Honneur

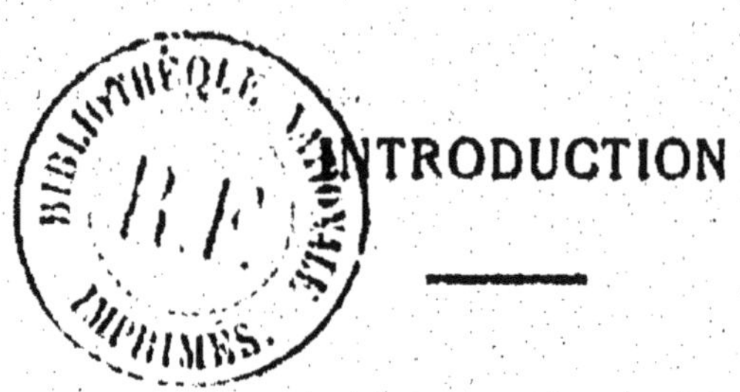

INTRODUCTION

La recrudescence de méningite cérébro-spinale épidémique qui se manifeste actuellement en France et en particulier dans la région parisienne, remet de nouveau à l'ordre du jour cette importante question, d'autant que de récents essais de traitement causal semblent devoir en modifier sensiblement le pronostic. Ayant eu l'occasion d'en observer personnellement un certain nombre de cas depuis le début de l'année actuelle, il nous a paru intéressant de reprendre, dans un court exposé critique, les principaux points de l'étude de cette affection, dont bien des données se sont éclaircies ou modifiées à la lumière des travaux contemporains.

Mais avant d'aborder ce modeste travail, je tiens à remercier ici tous ceux qui, par leurs leçons et leurs exemples, ont contribué à mon éducation médicale.

Mon premier souvenir s'adresse à mes Maîtres de l'Ecole de médecine et des hôpitaux de Nantes, et en particulier à MM. les docteurs Fr. Jouon et Raingeard (in memoriam), les docteurs Heurtaux, Guillemet, Poisson, Vignard, Gustave Bureau, dont j'ai été plus directement l'élève.

J'offre aussi l'expression de ma gratitude à mes

Maîtres dans les hôpitaux de Paris, Monsieur le professeur Guyon, Messieurs les professeurs agrégés Legueu et Walther, Messieurs les docteurs Dalché, Barié et Richardière, dont j'ai eu l'honneur d'être l'externe.

Je resterai très touché de la grande bienveillance que m'ont toujours témoignée mes Maîtres de l'hôpital de l'Institut Pasteur, MM. les docteurs Martin et Veillon.

Enfin je tiens à assurer de ma profonde reconnaissance mes maîtres d'internat à l'hôpital Saint-Joseph, Messieurs les docteurs Mériggt de Treigny et Leroux, dont la sollicitude à mon égard ne s'est jamais démentie, et Monsieur le docteur Lorrain, chef du laboratoire de l'hôpital Saint-Joseph, dont les leçons et les conseils m'ont été si précieux.

CHAPITRE PREMIER

HISTORIQUE

La méningite cérébro-spinale épidémique semble avoir été observée de tout temps puisque, en dehors même de certaines descriptions d'Aréthée au PREMIER siècle et de Paul d'Egine au VIIe siècle, on en retrouve encore les symptômes au XVe siècle et aux siècles suivants dans les épidémies qui sévissent alors en Europe sous des vocables divers, *mal de nuque, céphalalgie épidémique, trousse galant*, etc. Mais c'est seulement au XIXe siècle que son individualité commence à se dégager, avec la relation que donne VIEUSSEUX de l'épidémie de Genève de 1805. Sans vouloir refaire, après tant d'autres, l'historique de la méningite cérébro-spinale épidémique depuis cette époque, nous montrerons seulement dans un court aperçu, les phases successives par lesquelles a passé l'étude de cette affection.

PREMIÈRE PHASE, CLINIQUE ET ÉPIDÉMIQUE (jusqu'en 1880) : Les divers observateurs qui s'occupent de la question, s'attachent surtout à l'étude de ses manifestations cliniques et de ses caractères épidémiques. A ce point de vue, il convient de rappeler la mémorable épidémie de Bayonne et du département des Landes (1836-1838), dont Lespès (de Saint-Sever) donna la première description, et qui fut le point de départ d'une série d'épidémies dans tout le midi de la France. Quelques années plus tard, la dissémination du fléau dans toute la France suscite les travaux de Lefèvre (épidémie de Rochefort), de Faure-Villars (épid. de Versailles en 1839), de Tourdes (épid. de Strasbourg en 1840-41).

Les autres états européens ne sont d'ailleurs pas épargnés. Le Danemark est atteint en 1845 ; l'Angleterre, l'année suivante. En 1850, s'ouvre pourtant une courte période d'accalmie, et l'ignorance où l'on est alors des cas sporadiques fait croire à l'extinction de la méningite cérébro-spinale. Mais dès 1854, de nouvelles épidémies éclatent, en Italie (royaume de Naples), en Espagne, en Suède, en Hollande, en Allemagne. L'Amérique, déjà décimée presque sans interruption de 1806 à 1829, est atteinte de nouveau en 1856 (épid. de New-York). L'Est de l'Europe est envahi à son tour et, du Caucase, la méningite remonte bientôt jusqu'à Moscou et Saint-Pétersbourg (1860).

A partir de 1875, les grandes épidémies se font plus rares. Mais, pour donner lieu dès lors surtout à des cas isolés, la méningite cérébro-spinale n'en manifeste pas moins, de temps à autre, son caractère de maladie épidémique. Qu'il nous suffise de citer, à ce point de vue, l'épidémie de Lonaconing (1893), qui, d'après Flexner, fit 200 victimes sur 5000 habitants (proportion d'ailleurs énorme pour une épidémie de méningite cérébro-spinale) ; la petite épidémie parisienne de 1898 ; celle, beaucoup plus importante, qui sévit aux Etats-Unis depuis 1903 ; la formidable épidémie de Silésie (1904-1906), enfin les nombreux cas signalés en France depuis le début de l'année.

DEUXIÈME PHASE, BACTÉRIOLOGIQUE : Vers 1880, d'ailleurs, a commencé une ère nouvelle, dans laquelle, avec l'orientation différente donnée alors à la médecine, on cherche la cause de la méningite dans un agent microbien. Les premiers travaux dirigés dans ce sens n'amenèrent aucun résultat pratique, à cause de la multiplicité des germes successivement isolés par les différents observateurs. Déjà cependant les travaux de NETTER mettent en évidence le rôle du pneumocoque dans certaines méningites.

Mais en 1887 WEICHSELBAUM fait faire un pas décisif à la question en découvrant son diplococcus intra-cellularis méningitidis.

Ajoutons cependant qu'un autre microbe n'avait pas tardé à entrer en scène, le streptocoque encapsulé de BONOME (1889) que certains auteurs rattachaient d'ailleurs au pneumocoque (BORDONI-UFFREDUZZI).

Par contre, quelques années plus tard, JÆGER (1895), puis HEUBNER (1896) décrivent des microbes ressemblant à celui de Weichselbaum, mais non identiques cependant, puisque PFAUNDLER pouvait bientôt opposer le type Weichselbaum au type Jæger-Heubner.

Mais en 1898, NETTER soutient encore que « le pneumocoque est l'agent microbien le plus souvent en cause dans toutes les méningites suppurées, que celles-ci soient primitives ou secondaires, sporadiques ou épidémiques», et il fait du microbe de Weichselbaum, aussi bien que du microbe de Bonome, une variété de pneumocoque. Et si, l'année suivante, il revient en partie sur cette opinion pour admettre l'individualité du diplocoque de Weichselbaum et son rôle dans la production de certaines méningites, il conserve pourtant au pneumocoque le rôle primordial dans les épidémies de méningite cérébro-spinale.

De plus en plus cependant, les travaux se multiplient en faveur du diplocoque de Weichselbaum (Kamen, 1898 ; Griffon, 1899 ; Weichselbaum, 1903, etc.), et, malgré les déductions troublantes de Lapierre en 1903 et de Pinto en 1904, qui battent en brèche sa spécificité et tendent à l'assimiler au gonocoque, de plus en plus le microbe de Weichselbaum, le méningocoque comme on l'appelle le plus souvent, s'affirme comme l'agent pathogène spécifique de la méningite cérébro-spinale épidémique.

Troisième phase, sérothérapique (depuis 1905) : La notion de la spécificité du méningocoque a permis de faire entrer l'étude de la méningite cérébro-spinale dans une troisième phase, qui commence à peine, mais paraît déjà féconde en heureux résultats. Depuis quelques années, en effet, on s'est attaché à la recherche d'un sérum antiméningococcique. Les premiers travaux datent de 1905. Ils se sont poursuivis parallèlement dans divers pays et ont rapidement abouti à la production d'un sérum, auquel on doit dès maintenant attacher les noms de Flexner pour les Etats-Unis, Kolle et Wassermann, Jockmann, Ruppel pour l'Allemagne, Markl pour l'Autriche, et Dopter pour la France.

CHAPITRE II

ÉTIOLOGIE

Epidémique et contagieuse, la variété de méningite cérébro-spinale qui nous occupe, est causée par un agent microbien spécial, le méningocoque de Weichselbaum, dont l'action est secondée par certains concours, causes favorisantes.

EPIDÉMICITÉ

Le caractère d'épidémicité de la méningite à méningocoques est une des notions les premières acquises dans l'étude de cette affection. Et les observations accumulées au cours de ces dernières années viennent encore confirmer toute l'histoire de la méningite cérébro-spinale, qui n'est qu'une longue suite d'épidémies Il est impossible à l'heure actuelle, de tracer l'histoire de l'épidémie qui sévit en France depuis le début de l'année 1909. On peut déjà en noter cependant certains traits.

Remarquons tout d'abord que ce retour agressif a succédé à une augmentation lentement progressive des cas sporadiques dans le courant de 1908. Netter, à la séance de la société médicale des hôpitaux de Paris du 11 décembre 1908, signalait cette augmentation de cas sporadiques et pronostiquait une recrudescence à bref délai. Les évènements ne devaient pas tarder à lui donner raison. En effet, en janvier 1909, les cas se sont multipliés. Puis l'épidémie a pris une expansion de plus en plus grande en février et en mars. Depuis avril, elle semble en décroissance.

Pour la région parisienne, où l'épidémie a sévi surtout dans la population civile, et surtout chez les enfants, le nombre des cas déclarés, depuis le 1er janvier 1909, s'élevait à près de 200, à la date du 27 avril (communication de Vaillard à l'Académie de médecine). Quelques jours plus tard, à la séance de l'Académie de Médecine du 4 mai, Netter, sans apporter de statistique officielle, et se basant seulement sur les cas par lui observés personnellement ou à lui signalés, estimait approximativement à 300 le nombre des cas survenus depuis le commencement de l'année.

Des cas observés par Netter, les uns étaient sans relation apparente, les autres formaient un foyer très net, qui constituait, à lui seul, plus d'un quart du total. Ce foyer s'est allumé à Saint-Denis où il s'est très exactement cantonné auprès du pont de Soissons, avec, pour centre une école fréquentée par presque tous les enfants atteints. De février à mai 1909, Netter a pu compter 18 cas dans cet endroit.

Nous avons personnellement observé un foyer très comparable, quoique moins important.

Nos observations III, IV, VII, VIII et X, proviennent en effet d'un même établissement scolaire. Une enquête personnelle nous a permis de connaître en outre, de façon certaine, l'existence de trois autres cas survenus dans ce même établissement. Le premier de ces cas remonte au 11 février. Les cas suivants se sont échelonnés jusqu'au 2 mars. Puis, après une période d'accalmie de plus de deux mois et demi, c'est tout récemment (18 juin) que nous avons eu à soigner le dernier cas. Nous n'avons pas trouvé signalés de cas dans le quartier qui entoure cette école. Les autres cas que nous avons observés nous sont apparus indépendants les uns des autres.

Il faut d'ailleurs tenir compte que toutes ces observations ont été faites dans la population civile, et dans une grande ville, deux conditions défectueuses pour remonter à la génèse des cas et saisir leurs rapports entre eux.

Mais VAILLARD, observant dans le milieu militaire, où il est plus facile de savoir exactement le nombre et la répartition des cas, signale (Académie de Médecine, 27 avril 1909), pour les seuls mois de janvier, février et mars 1909, 139 cas, alors que la moyenne annuelle des cas, de 1888 à 1908, n'avait pas dépassé 30 à 35. Ces cas sont répartis sur 45 garnisons, situées dans les zones les plus différentes. Et s'il s'agit parfois d'un cas unique, ou de deux ou trois cas seulement groupés dans le même lieu, parfois aussi il se constitue de véritables petites épidémies locales, comme à Verdun (13 cas), Saint-Mihiel (18 cas), Rennes (19 cas), Evreux (18 cas).

Etudiant plus spécialement l'épidémie d'Evreux, Vaillard constate l'absence de tout cas de méningite à Evreux avant 1909, mais l'existence certaine de quelques cas isolés dans les régions voisines, les mois précédents. Il montre l'atteinte exclusive du 6e régiment de dragons, alors que la garnison comprend deux corps de troupe, ce régiment de cavalerie et un bataillon d'infanterie. Il insiste sur le début de l'épidémie en janvier, coïncidant avec une période de froids rigoureux et avec des manifestations grippales parfois sévères. Il mentionne trois cas seulement parmi la population civile, et portant tous sur des sujets en rapports constants avec les dragons. Il note enfin que l'épidémie a éclaté dans la garnison quelques jours après l'arrivée de réservistes, et que certains réservistes, retournant ensuite, dans leurs foyers, y ont déterminé parfois de véritables petites épidémies familiales.

Toutes ces observations faites en France à l'occasion de l'épidémie actuelle, tant dans la population civile, que dans la population militaire, mettent une fois de plus en évidence les caractères si souvent notés dans les épidémies antérieures. C'est d'abord *le petit nombre des individus atteints*, relativement au chiffre total de la population, et comparativement aux autres maladies épidémiques. Presque toujours, en effet, le chiffre des sujets atteints a été inférieur à 1 pour 1000. Et en face des quelques centaines de cas signalés à Paris pour les quatre premiers mois de 1909, il faut dresser la liste de

3.144 cas de scarlatine survenus dans la même ville pendant le même laps de temps, pour ne parler que d'une maladie épidémique prise au hasard. Ce qui fait donc l'importance des épidémies de méningite, c'est bien plus la gravité du pronostic que la quantité des cas.

Un autre caractère assez constant, et qu'on peut encore retrouver dans un certain nombre des observations actuelles, c'est le *cantonnement à un quartier*, et, dans ce quartier, à une *fraction très restreinte de la population*, fraction dont les membres ont des rapports constants entre eux. Avec cela *absence de tendance ou très faible tendance à diffuser hors de ces foyers primitifs*. Vaillard signale bien le fait de quelques réservistes créant des foyers secondaires, mais toujours ces foyers ont été limités à deux ou trois cas.

Les épidémies antérieures ont encore mis en évidence un dernier trait, qui a rapport à la marche et à la durée épidémiques, et qui montre à quelles notions vagues on est réduit pour pronostiquer l'avenir de l'épidémie actuelle. Les épidémies de méningite, en effet, ont en général une *marche très irrégulière*. Elles ne s'étendent pas de façon progressivement croissante, pour décliner ensuite suivant une courbe régulière, comme certaines autres grandes affections épidémiques. Elles procèdent au contraire par bonds successifs, et sont constituées par une série de paroxysmes reliés par des périodes plus ou moins longues de calme relatif. Cette marche irrégulière, par poussées successives, explique pourquoi les avis des auteurs sont si partagés sur la durée moyenne des épidémies de méningite, les uns insistant sur leur courte durée, les autres (Dopter), à notre sens plus près de la réalité, constatant au contraire leur longue persistance.

Telles sont les principales caractéristiques que sa nature épidémique confère à la méningite cérébro-spinale à méningocoques. Mais si la notion d'épidémicité de cette variété de méningite ne doit pas cesser d'être présente à l'esprit, il ne faut pas oublier non plus que la méningite à méningocoques peut se manifester en dehors de toute épidémie par des cas isolés, *cas sporadiques*, qu'il importe de bien connaitre, car ce sont eux qui, sous l'influence de certaines circonstances que nous préciseront plus loin, serviront à rallumer les épidémies.

CONTAGIOSITÉ

Si la nature épidémique de la méningite à méningocoques est admise depuis le début de son étude, par contre sa contagiosité a été longtemps contestée, et jusqu'à ces temps derniers. Elle n'est pourtant pas niable.

Comment expliquer, en effet, sans invoquer la contagion, l'apparition d'un foyer épidémique dans des villes jusque là respectées, coïncidant avec l'arrivée dans ces villes de troupes venant d'un milieu infecté (importation de la méningite cérébro-spinale en Algérie) ? Comment expliquer l'immunité d'une agglomération au milieu de laquelle se trouve un foyer de méningite, quand on a pu réussir à mettre en quarantaine ce foyer, comme c'est le cas pour une caserne ? Et si, par hasard, ce foyer, mal isolé, vient à provoquer des cas au dehors, comment expliquer que ce soient précisément les personnes qui avaient le plus de rapports avec le groupement infecté, qui soient atteintes (épid. d'Évreux) ? Comment comprendre enfin, autrement que par la transmission d'individu à individu, le fait que, dans un foyer, le développement des cas n'est pas simultané (comme dans une épidémie de fièvre typhoïde, par exemple), mais qu'il est successif.

Nombreuses sont les observations où l'on trouve relatée l'atteinte de deux voisins de lit, à quelques jours d'intervalle. Nous avons nous-même observé le fait (*obs. VII et VIII*). Mais nous pouvons citer un cas de contagion particulièrement probant (*obs. V*). Le malade qui fait l'objet de cette observation était un infirmier de l'hôpital, infirmier n'appartenant pas habituellement au service où étaient soignés les méningitiques. Le jour de l'entrée, (un dimanche), du malade qui fait l'objet de l'observation III, sujet délirant et très agité, présentant un naso-pharynx rempli de mucosités s'écoulant perpétuellement par les narines et par la bouche, cet infirmier aide à maintenir le malade auquel on veut pratiquer une ponction lombaire. La nuit suivante, il le veille. Puis il quitte définitivement le service pour un autre service (chirurgie), sans relation aucune avec le premier. Le samedi suivant, dans l'après-midi, il se livre avec un camarade à des excès de boisson. Ce camarade qui n'avait pas approché de méningitique, ne présente ensuite qu'un peu d'ébriété. Notre infirmier, lui, est pris la nuit suivante de vomissements et de céphalalgie, qu'on met d'abord sur le compte de la boisson, mais que force est bientôt de reconnaître comme le début d'une méningite, que confirme d'ailleurs la ponction lombaire, et dont il meurt.

Un autre de nos cas éveille encore l'idée de contagion (*obs. IX*). Il concerne une petite fille qui fut atteinte dans un village de la banlieue parisienne et qui constitua le seul cas de la région. Mais les parents de l'enfant avaient précisément reçu, quelques jours auparavant, la visite d'un soldat permissionnaire qui appartenait à un régiment où sévissait à l'époque une petite épidémie de méningite cérébro-spinale.

Dans sa relation de l'épidémie d'Evreux, VAILLARD cite des faits très probants de contagion. Il raconte, entre autres cas, l'histoire de plusieurs réservistes quittant le régiment infecté et allant ensuite, tout en conservant parfois eux-mêmes une parfaite santé apparente, contaminer leurs foyers respectifs, et dans des conditions telles que la contagion venait sûrement d'eux, qui, d'ailleurs, examinés quelque temps après, conservaient encore dans leur naso-pharynx des méningocoques en abondance.

NETTER lui-même, tout en avouant que, dans les 60 cas observés par lui de 1898 à 1908, il n'a presque jamais pu retrouver des preuves de contagion, signale, pour les cas observés par lui au cours de l'épidémie de 1909, une dizaine de cas (sur 82 qu'il a pu contrôler), où il a vu la contagion intervenir nettement, un cas notamment dans son propre foyer.

Si nous avons insisté un peu sur ces faits récemment observés, c'est que, mieux que des faits plus anciens, il font nettement la preuve de la nature contagieuse de la méningite à méningocoques, par les constatations bactériologiques qui les ont accompagnés.

La méningite cérébro-spinale épidémique est donc certainement contagieuse. Si on a pu le nier, c'est d'abord que l'on concevait difficilement comment une maladie dans l'évolution se fait dans un milieu aussi fermé à l'émission des germes que la cavité céphalorachidienne pouvait être contagieuse. Mais maintenant que l'on connait bien, depuis les travaux de Scherer (1895), confirmés par toutes les études qui ont suivi, la présence du germe dans la cavité naso-pharyngée, on comprend aisément que le méningocoque, hébergé dans le naso-pharynx et trouvant là un milieu de culture favorable, s'y constitue un refuge, où il n'attende qu'une occasion pour se répandre au dehors. Ce qui a pu encore faire douter de la contagion, c'est que, il faut l'avouer, dans bien des cas la contagion n'apparaît nettement. Cela peut tenir à ce fait souvent constaté que la contagion est apportée par un sujet sain, et qui porte le germe pathogène sans en éprouver d'inconvénients personnels. Dès lors, qui va le soupçonner ? Cela tient sans doute aussi à ce que, en réalité, *la contagiosité de la méningite à méningocoques*, pour certaine qu'elle soit, *est faible*, comparée surtout à celle des fièvres éruptives. La rareté des atteintes parmi le personnel soignant, médecins ou infirmiers, en est une preuve. Ce faible degré de contagiosité explique d'ailleurs le petit nombre total de cas au cours d'une épidémie, et le peu de tendance, en général, de celle-ci à diffuser.

A quelles période de son évolution, la maladie est-elle contagieuse ? Pendant quel laps de temps ? Si l'on admet, comme des observations rigoureuses semblent l'établir que *peut être contagieux tout individu qui porte des méningocoques dans son naso-pharynx*, on conçoit qu'un sujet dont la cavité naso-pharyngienne renferme déjà le germe pathogène pourra être contagieux *avant même l'apparition du moindre symptôme méningé*.

Cette question de la contagion au début de la méningite en soulève une autre, intéressante aussi, celle de *l'incubation*. Nous manquons sur ce point de données suffisamment nombreuses. Pour RICHTER, l'incubation serait de cinq jours. PETERSEN pense que trois ou quatre jours sont suffisants. NETTER, dans un cas tout récent, a pu établir que l'incubation n'avait pu dépasser six jours. Pour un de nos cas personnels, nous avons pu constater strictement la durée de la période d'incubation. Il s'agit de l'observation V, celle de l'infirmier déjà cité comme cas de contagion indéniable, et chez lequel, comme nous l'avons vu plus haut par l'histoire de sa contagion, il s'écoula exactement six jours depuis le moment où il quitta le malade atteint de méningite et l'instant où l'on vit apparaître chez lui les premiers symptômes.

Contagieuse au début, l'affection, pour la même raison, peut rester contagieuse *pendant toute la durée de la période d'état*.

De même, le malade, guéri de sa méningite, pourra être encore contagieux, s'il garde du méningocoque dans son naso-pharynx. D'après Netter les malades ne conservent d'ailleurs du méningocoque dans leurs cavités naso-pharyngées que pendant un temps ordinairement assez court, et il cite à l'appui de ses dires les observations de VON LINGELSHEIM qui n'en a trouvé que très rarement après la troisième semaine de la maladie, et celles d'HERFORD (d'Altona) qui n'en a pas trouvé au-delà de quatorze jours. Citons cependant le cas de BUSQUET qui a trouvé des méningocoques dans le mucus nasal d'un de ses malades quarante jours après le début de la convalescence.

La contagion par le malade n'est d'ailleurs qu'un côté de la question, puisque nous savons que *des sujets sains, mais porteurs de germes, peuvent être les agents de la contagion*, et que très souvent il en est ainsi. Notion capitale, qu'il importe de retenir dans la lutte contre la propagation des épidémies de méningite, parce qu'elle rend cette lutte particulièrement difficile.

CAUSES FAVORISANTES.

Nous avons démontré la contagiosité de la méningite cérébro-spinale épidémique.Nous savons d'autre part, que souvent rien ne trahit au dehors les porteurs de germes ; et ils peuvent être légion, puisque, dans certains cas, on les a vu constituer 10 % de l'agglomération en cause. Pourquoi, dès lors les épidémies sont-elles, somme toute ordinairement si restreintes ?

Cela tient sans doute en partie à ce que, comme nous l'avons vu, la contagiosité est ordinairement faible. Mais cela tient encore à ce que la présence du germe ne suffit pas. Si la contagion est nécessaire pour la transmission du germe, elle ne suffit pas, à elle seule, à provoquer l'éclosion de la méningite.

Pour que le méningocoque, une fois l'hôte de l'organisme, se développe et envahisse les méninges, il lui faut d'une part *un terrain propice* et d'autre part des *conditions météoriques favorables* (saison, température, etc).

Le *terrain propice* est fourni par le sujet, quand il se présente dans certaines conditions d'âge, de vie et peut-être de santé défectueuse.

Dans la plupart des épidémies, on voit la méningite cérébro-spinale attaquer de préférence les *individus jeunes*, et c'est chez les *enfants* et chez les *soldats* qu'on l'observe le plus souvent. Cette atteinte élective des sujets jeunes n'est pas un caractère spécial à la méningite cérébro-spinale. On peut le constater dans beaucoup de maladies infectieuses, mais il est ici particulièrement net. On cite souvent l'épidémie de New-York de 1872 où sur 975 malades, il y eut 700 enfants de moins de 10 ans. Dans une épidémie de Dantzig, sur près de 800 victimes, vingt-six seulement avaient plus de 20 ans (Hirsch) Au cours de l'épidémie allemande de 1905, sur plus de 1000 cas observés dans la région d'Oppeln, il y en avait 89 °/₀ qui concernaient des sujets de moins de quinze ans.

Quant à la prédilection pour *l'élément militaire*, elle est suffisamment prouvée par ce fait qu'en France, jusqu'à ces dernières années, l'histoire de la méningite cérébro-spinale s'est faite presque exclusivement dans l'armée.

L'épidémie actuelle paraît jusqu'ici concorder avec ces données. En dehors de Paris, ce sont surtout des épidémies de caserne qu'on a observé, et à Paris même, la plupart des cas observés l'ont été chez des enfants (Netter).

Mais il faut tenir compte aussi des *conditions de vie*. Dans certaines épidémies, *l'encombrement*, *l'insalubrité des locaux*, *la mauvaise alimentation*, les *fautes d'hygiène*, ont été notées et paraissent avoir eu une certaine influence. Dans un de nos cas (obs. V), la maladie s'est déclarée aussitôt après des excès de boisson.

Mais *la fatigue physique*, le *surmenage* semblent avoir une plus grande influence, et c'est sans doute de cette façon qu'il faut expliquer que, chez les soldats, ce soit surtout les nouveaux arrivés au régiment, recrues ou réservistes qui sont atteints, le manque d'entrainement déterminant chez eux un état de fatigue, de dépression, propice à l'invasion de la maladie.

Enfin, sans parler de la prédisposition constituée par *l'état lymphatique* du sujet, prédisposition invoquée par Westenhœffer, mais qui n'est pas universellement reconnue, on a voulu voir une relation étiologique importante entre l'éclosion de la méningite épidémique et *la coexistence d'autres maladies infectieuses*. On a mis en cause successivement presque toutes les maladies, mais surtout la scarlatine, la grippe et la pneumonie.

LAVERAN, rapprochait la méningite cérébro-spinale épidémique des fièvres éruptives et en particulier de la *scarlatine*. La coexistence, notée souvent, d'épidémies de scarlatine et d'épidémies de méningite, l'analogie du mode de début des deux affections, l'aspect scarlatiniforme de certains exanthèmes de la méningite, lui faisait émettre l'hypothèse que la méningite cérébro-spinale épidémique n'était que la localisation méningée de la scarlatine et pour lui, les méningites cérébro-spinales sans éruption n'étaient que des scarlatines larvées. Mais aujourd'hui nous savons pertinemment que le méningocoque est l'agent pathogène spécifique de la méningite cérébro-spinale épidémique, alors que nous ignorons encore quel est le germe pathogène de la scarlatine. D'autre part, il existe des observations précises, pour rares qu'elles soient, de méningite cérébro-spinale au cours de la scarlatine. Or on n'a jamais trouvé de méningocoques dans ces méningites ; c'était le plus souvent du streptocoque (Gouget et René Bénard ; Teissier, Boudon et Duvoir), ou quelquefois du pneumocoque (Hutinel).

Pour la *grippe*, tout en rejetant formellement l'opinion émise autrefois par certains auteurs qui voyaient dans la méningite cérébro-spinale épidémique une des multiples manifestations de la grippe, maladie protéiforme, et en faisaient une « grippe cérébro-spinale » ; tout en écartant même l'opinion de Camiade, qui voit dans la grippe un élément « probablement nécessaire à l'apparition de la méningite cérébro-spinale ». — rien ne s'oppose à admettre que la grippe, très souvent signalée en coexistence avec des épidémies de méningite, peut en modifiant le terrain ou en exaltant la virulence du méningocoque, permettre plus facilement l'éclosion de la méningite cérébro-spinale. Mais il semble bien qu'il faille réduire la grippe à ce simple rôle adjuvant, car nombreuses sont les épidémies de méningites qui ont évolué en dehors de toute épidémie de grippe.

Les relations de la méningite cérébro-spinale épidémique avec *la pneumonie* méritent également d'être étudiées de près. Dans les agglomérations où sévissait une épidémie de méningite, on avait souvent remarqué le grand nombre de pneumonies qui se déclaraient dans le même temps. D'autre part, on avait été frappé des similitudes cliniques qui existent entre les deux affections, début brusque, fréquence de l'herpès, etc. On trouva en outre du pneumocoque dans le liquide céphalo-rachidien de certaines méningites cérébro-spinales. De là à conclure que la méningite cérébro-spinale épidémique est causée par le pneumocoque, dont le méningocoque ne serait qu'une forme dégénérée, il n'y avait qu'un pas, qui fut vite franchi. Mais aujourd'hui on sait bien différencier le méningocoque du pneumocoque. On sait que le pneumocoque peut produire indubitablement des méningites cérébro-spinales, mais qu'il n'est pas l'agent pathogène spécifique de la méningite cérébro-spinale épidémique, ce rôle étant dévolu au méningocoque. Et quant à cette coïncidence des deux affections, elle s'explique par les conditions météoriques, dont les mêmes sont précisément favorables au développement de chacun des deux microbes (Netter).

L'influence saisonnière est en effet considérable. C'est en général pendant la saison froide (hiver, début du printemps) que se réveillent les épidémies de méningite. L'épidémie parisienne actuelle n'a pas failli à cette règle. Et même lorsqu'une épidémie se prolonge pendant plusieurs années, on observe toujours une rémission marquée pendant la saison chaude, témoin l'épidémie de Suède, qui débuta en 1851 et mit six années à gagner le nord du pays, se rallumant chaque hiver dans l'agglomération où elle s'était éteinte en dernier lieu l'année précédente.

Au cours d'une même épidémie, on a souvent noté qu'à chaque abaissement de température, l'épidémie recevait comme un coup de fouet (Faure-Villars, Lemoine, Flexner, Beaujeu, etc.) Donc, plus peut-être qu'un froid intense, ce qu'il faut craindre, ce sont *les variations brusques de température*, et cela explique que l'acmé des épidémies se trouve généralement en mars.

De ces faits fréquemment observés, mais non constamment, puisqu'on a vu éclater des épidémies en plein été, Netter conclut à une augmentation de virulence et de diffusion du méningocoque pendant les mois d'hiver et surtout de printemps. Il attribue à une influence cosmique ou à une combinaison d'influences, d'ailleurs mal définies, cette exaltation de virulence des méningocoques contenus dans le naso-pharynx, exaltation qui se traduit par une augmentation du nombre des cas et une plus grande contagiosité du mal. Ces influences extérieures lui expliquent aussi pourquoi, « au même moment, la méningite cérébro-spinale prend le caractère épidémique dans des localités sans relations apparentes », (l'épidémie française actuelle se manifestant simultanément à Paris à Evreux, dans des garnisons de l'Est, en Bretagne, etc.), et lui fait réduire à sa juste valeur la coïncidence si souvent signalée de la méningite cérébro-spinale avec la scarlatine, la pneumonie, la grippe, etc., les germes de ces différentes maladies pouvant subir des mêmes influences extérieures une action analogue et concomitante.

CHAPITRE III

BACTÉRIOLOGIE

LE MÉNINGOCOQUE DE WEICHSELBAUM (1).

A ces causes favorisantes inconstantes, que nous venons de passer en revue, il faut donc ajouter une cause déterminante, qui soit constante. Étant donnés les caractères de contagiosité et d'épidémicité de la méningite cérébro-spinale, on devait forcément penser à l'action d'un germe microbien. C'est en effet de ce côté que depuis longtemps, les recherches ont été dirigées. Nous ne reviendrons pas sur les nombreux travaux entrepris dans ce sens, et nous dirons tout de suite que, depuis quelques années, il paraît acquis que le méningocoque est bien l'agent spécifique de la méningite cérébro-spinale épidémique.

Hutinel, dès 1902, concluait déjà, dans son article du Traité Brouardel et Gilbert, que « le méningocoque de Weichselbaum est bien l'agent pathogène de la méningite cérébro-spinale épidémique ».

(1) Ce travail était terminé quand nous avons eu connaissance des importantes recherches de M. Raymond Koch. *Études bactériologiques sur le méningocoque.* (Thèse de Paris, 24 juin 1909).

L'année suivante, en 1903, Weichselbaum, en donnant une étude plus précise et plus complète de son microbe, permit de vérifier la justesse de cette opinion, et d'anihiler définitivement le rôle du pneumocoque, dont Osler disait dès 1899 : « Les cas dans lesquels on ne rencontre que des pneumocoques peuvent être des cas de méningites primitives, mais ce ne sont pas des méningites épidémiques », Au cours des épidémies récentes, c'est le méningocoque qu'on a constamment retrouvé. Councilmans, à New-York, au cours de l'épidémie de 1904-1905, a pu le constater dans presque tous les cas aigus. Von Lingelsheim, lors de la grande épidémie allemande de 1905, l'a isolé dans tous les cas (760) qu'il a examinés. Pendant l'épidémie française actuelle, c'est encore le méningocoque que tous les observateurs ont retrouvé. On peut donc affirmer avec Ghon (de Vienne) que « le méningocoque de Weichselbaum est le seul et exclusif facteur pathogène d'une forme spéciale de méningite, qui se montre tantôt à l'état sporadique, tantôt sous forme épidémique ». C'est ce germe seul, *diplococcus intracellularis meningitidis* comme l'avait appelé Weichselbaum dès 1887, *méningocoque de Weichselbaum* comme nous disons plus couramment aujourd'hui, que nous allons présentement décrire.

MORPHOLOGIE

Dans le liquide céphalo-rachidien recueilli sur le vivant, le méningocoque de Weichselbaum s'observe le plus généralement à l'état de diplocoque, présentant l'aspect en *grain de café*, chaque élément possédant une face plane en rapport avec une face analogue de l'élément opposé.

Il faut savoir cependant qu'on peut rencontrer aussi, soit de gros cocci isolés, sphériques, soit des tétrades. Par contre, on n'observe jamais de chaînettes.

Ces diplocoques, rarement très abondants, sont quelquefois extrêmement clairsemés.

Ils sont le plus souvent situés *à l'intérieur des leucocytes polynucléaires*, ils sont *intracellulaires*. Parfois cependant, ils sont libres dans le pus, extra-cellulaires. Au dire de WASSERMANN et LEBER, vingt-quatre heures après la ponction lombaire, il est rare d'en trouver encore dans les leucocytes.

Le méningocoque de Weichselbaum se colore facilement par les couleurs basiques d'aniline. Mais il *ne se colore pas par la méthode de Gram*. Pour Wassermann et Leber, les affirmations contraires, émises par divers observateurs, proviennent de ce que le méningocoque se colore avec une intensité variable suivant son état de déchéance ou d'involution. Sous cette même influence, il peut d'ailleurs présenter des dimensions très différentes.

En dehors du liquide céphalo-rachidien, on a pu le retrouver dans l'organisme au niveau des cavités naso-pharyngiennes, et plus rarement dans le pus de certaines arthrites ou même dans le sang (par hémoculture).

Dans les milieux de culture, l'aspect morphologique du méningocoque est sensiblement le même.

BIOLOGIE

C'est un *aérobie strict* (Canuet). *La température optima* à laquelle il se développe est de *37° C* ; au dessous de 25°, on n'observe plus de croissance. Il dépérit très vite à des températures basses. Il est *très sensible à la dessication*.

Dans le liquide céphalo-rachidien recueilli par ponction lombaire et conservé à l'étuve à 37°, il se développe, très faiblement. En général, il *ne pousse pas sur les milieux usuels*. Il ne peut se développer sur la gélatine qui fond à 24°. Sur gélose, il peut cependant pousser d'emblée quand il s'agit d'un pus très riche en éléments et que le milieu a été ensemencé très largement et très précocement (par exemple en faisant couler directement le liquide céphalo-rachidien sur la gélose au moment même de la ponction lombaire).

Il faut, en effet, au méningocoque, pour se développer, *des milieux contenant de l'albumine*, et de préférence de l'albumine humaine (sang, serum, sérosité). Griffon s'est servi avec succès de sang gélosé. On peut utiliser encore la gélose-sérum, ou la gélose-placenta. Mais le milieu de choix paraît être la *gélose-ascite*. Le méningocoque y donne, en 24 ou 48 heures, des colonies arrondies, légèrement surélevées, grisâtres, transparentes d'abord, opaques ensuite au centre, et qui présentent un diamètre de 1 à 3 millimètres. Lorsque ces colonies ont pris leur plein développement, elles confluent pour former un placard d'apparence visqueuse, à bords polycycliques.

Comme milieu liquide, il faut s'adresser au *bouillon-ascite*, ou encore au sérum de lapin jeune non coagulé (Bezançon). Le méningocoque trouble légèrement ces milieux et y détermine un léger dépôt.

La vitalité du méningocoque en culture est assez courte. On est obligé de le réensemencer tous les deux ou trois jours. Cette fragilité du méningocoque dans les milieux artificiels tiendrait, pour Flexner, à l'existence d'un ferment autolytique contenu dans les corps microbiens. Nous savons, d'autre part que, à l'air libre, sa vitalité disparaît très rapidement.

Le pouvoir pathogène du méningocoque vis-à-vis des animaux est, d'une façon générale, *très faible*. La souris, considérée par la plupart comme l'animal de choix (pour d'autres, c'est le cobaye jeune, Flexner, Dopter) résiste très bien à l'inoculation de pus ou de cultures sous la peau. Mais l'inoculation intra-pleurale ou intra-péritonéale détermine la mort (en 12 heures parfois) avec production de pleurésie purulente ou de péritonite. Au cours d'une récente discussion à la Société médicale des hôpitaux (18 décembre 1908), Griffon est venu affirmer la grande valeur de cette recherche de la virulence du méningocoque pour l'animal,tandis que Dopter et Netter l'ont contestée,comme très variable avec chaque animal.

Quant à la *toxine*, obtenue soit par filtration de vieilles cultures sur bouillon, soit en faisant un extrait aqueux de cultures fraîches, elle s'est montrée d'une virulence très variable vis-à-vis des animaux (WASSERMANN et LEBER).

DIAGNOSTIC (Identification).

Ces divers caractères morphologiques et biologiques suffisent-ils à distinguer nettement le méningocoque de Weichselbaum des autres variétés microbiennes qu'on a retrouvées chez des sujets atteints de méningite cérébro-spinale ?.

On peut répondre par l'affirmative pour les deux types microbiens qu'on avait d'abord confondu avec le méningocoque, le *pneumocoque* d'une part, le *streptocoque encapsulé de Bonome*, d'autre part.

Sans vouloir ici décrire complètement le *pneumocoque*, mentionnons seulement que c'est un coccus plus allongé, extra-leucocytaire, et prenant le Gram ; il est aérobie facultatif, et pousse facilement sur les milieux usuels. Enfin l'inoculation sous-cutanée à la souris tue celle-ci en vingt-quatre ou trente-six heures.

Quant au *streptocoque encapsulé de Bonome*, coccus ovoïde, habituellement groupé en chaînettes, lui aussi extra-leucocytaire, il peut être considéré comme l'a bien établi NETTER, comme une simple variété de pneumocoque car il est susceptible par des cultures et des inoculations successives de faire retour à la forme type de pneumocoque.

On peut encore distinguer le méningocoque de Weichselbaum *du pseudo-méningocoque de Jæger-Heubner* et du *diplococcus crassus*, qui seraient d'ailleurs de la même famille (Lingelsheim) et qui prennent le Gram.

Mais il existe un certain nombre de pseudo-méningocoques qui ont exactement les caractères morphologiques et biologiques que nous venons d'attribuer au méningocoque ; le *micrococcus catarrhalis*, le *diplococcus cinereus*, le *diplococcus siccus*, le *diplococcus flavus* avec ses variétés I, II et III. Enfin le *gonocoque* présente lui aussi tous ces caractères, comme l'ont montré Lapierre et Pinto. Or tous ces pseudo-méningocoques peuvent exister à l'état de saprophytes dans l'organisme, dans le rhino-pharynx de sujets sains. Ils peuvent, sous certaines influences, devenir pathogènes, et occasionner des rhinites, pharyngites, angines, otites. Ils peuvent enfin, même le gonocoque (Prochoska), déterminer des méningites aiguës.

Aussi pour identifier le méningocoque de Weichselbaum et le différencier de ces para-méningocoques, est-on obligé d'avoir recours à des recherches plus approfondies. L'école allemande a mis en valeur, à ce point de vue, l'importance de l'épreuve de la fermentation des sucres, et de l'épreuve de l'agglutination. Et tout récemment, Vincent, en France, a proposé la précipito-réaction.

1° Epreuve de la fermentation des sucres. — La recherche de la fermentation des milieux sucrés par le méningocoque est due à von Lingelsheim. Cet auteur a constaté que *le vrai méningocoque fait fermenter la dextrose et la maltose, mais non la lévulose*, tandis que les pseudo-méningocoques ou bien font fermenter tous ces sucres ou bien n'en font fermenter aucun.

A 135 centimètres cubes d'un mélange encore liquide de gélose-ascite, on ajoute 15 centimètres cubes de teinture de tournesol contenant 10 pour 100 du sucre voulu Ce milieu sucré est coulé en boites de Petri où il se solidifie. Il présente alors une coloration bleue. Ensemencées, ces boites sont mises à l'étude à 37°. Quand la fermentation s'est produite, on constate que le milieu a viré au rouge.

Ces réactions de fermentation de divers sucres, considérées comme de valeur très considérable par Lingelsheim, par Wassermann, par Dopter, ont été battues en brèche par Guon, qui les a vues manquer avec des cultures de l'authenticité desquelles il était sûr.

2° Epreuve de la séro-agglutination. — Cette méthode est basée sur la *propriété des sérums anti-méningococciques d'agglutiner à un taux assez élevé les méningocoques vrais*, à l'exclusion des pseudo-méningocoques. On utilise ici la méthode des agglutinations macroscopiques.

Dans trois tubes contenant chacun un centimètre cube d'une solution à 1/100, 1/200, et 1/400 de sérum anti-méningococcique dans de l'eau distillée, et, d'autre part, dans un tube témoin contenant la même quantité d'eau distillée pure, on dépose une anse de platine de la culture suspecte, en prenant soin de bien émulsionner le liquide dans toute sa hauteur. On abandonne ensuite ces tubes à l'étuve à 37° pendant vingt-quatre heures. Si la réaction est positive, on constate que le liquide s'est clarifié et l'on voit un précipité stable au fond du tube.

Mais il faut savoir que les sérums antiméningococciques ont parfois agglutiné le gonocoque, et aussi le pseudo-méningocoque de Jæger-Heubner.

3° Précipito-diagnostic de Vincent et Bellot. A ces épreuves, qui nécessitent des cultures préalables, il faut ajouter une épreuve d'un ordre tout différent et qui s'attache à retrouver les traces du méningocoque dans le liquide céphalo-rachidien lui-même. Cette épreuve a été proposée tout récemment à l'Académie de Médecine (séance du 16 mars 1909) par MM. H. Vincent et Bellot, sous le nom de précipito-réaction.

Elle est basée sur *l'action précipitante élective qu'exerce sur le liquide céphalo-rachidien des sujets atteints de méningite à méningocoques un sérum antiméningococcique précipitant*, et elle tient sans doute à la présence dans ce liquide céphalo-rachidien de produits solubles sécrétés par le méningocoque. Ces auteurs ont d'abord fait cette épreuve de la précipitation avec des liquides céphalo-rachidiens d'origine différente, les uns provenant de sujets atteints de méningite à méningocoques certains, révélés par l'examen au microscope et par les cultures, d'autres provenant de sujets douteux ou de sujets sains. Les résultats ont été les suivants : Dans cinq cas de méningite à méningocoques véritables, ils ont constaté après 8 à 12 heures la formation constante d'un louche ou d'un trouble caractéristique ; et les tubes témoins sont restés clairs. Chez un autre sujet, atteint de méningite et dont le liquide renfermait des méningocoques, très rares, et non cultivables, mais qui provenait d'un foyer épidémique avéré, la réaction s'est encore montrée positive. Au contraire, la réaction est restée négative dans tous les cas où le méningocoque n'était pas en cause. Les résultats des constatations ultérieures, apportées par ces mêmes auteurs à la Société médicale des hôpitaux et à la Société de biologie, et portant sur un beaucoup plus grand nombre de cas, sont venus démontrer la constance de cette réaction. Et les divers observateurs qui ont déjà utilisé cette méthode (Lemoine, Gehlinger et Filmant (de Lille), Letulle et Lagane, Teissier, J. Louis, etc.) ont apporté des résultats confirmatifs, dans leur ensemble, de la valeur de cette réaction.

Il semble donc, à l'heure actuelle, qu'on doive admettre la spécificité de cette réaction. Mais il faut bien savoir que tous le sérums antiméningococciques actuels ne sont pas tous utilisables pour le précipito-diagnostic. La réaction est, en effet, subordonnée au pouvoir précipitant du sérum. Il faut un sérum précipitant actif et récemment préparé. Les sérums thérapeutiques de Dopter et de Kolle, qui sont chauffés et contiennent plus d'agglutinines que de précipitines ne sont donc pas utilisables, et ont échoué, de fait, entre les mains de plusieurs expérimentateurs (Letulle et Lagane). Par contre, le sérum agglutinant de Wassermann, qui est aussi précipitant, et le sérum thérapeutique de Flexner, très riche en précipitines, sont parfaitement utilisables (Lagane). On peut d'ailleurs préparer soi-même un sérum précipitant, par injection au lapin de macérations de méningocoque.

Lagane indique la technique suivante, pour pratiquer le précipito-diagnostic : « Mettre dans un tube stérilisé étroit et très propre 100 gouttes du liquide céphalo-rachidien soigneusement éclairci par la centrifugation ; ajouter une goutte de sérum de Wassermann ou quatre gouttes de sérum de Flexner. Faire un tube témoin. Boucher les tubes avec un bouchon de caoutchouc et mettre le tout à l'étuve à 550° pendant 8 à 10 heures (15 heures sont parfois nécessaires). Après ce temps, s'il s'agit bien de méningite à méningocoques, on a dans le tube un trouble uniforme ou une opalescence, caractéristiques ».

Si l'on fait la réaction dans une étuve à 338° seulement, on devra vérifier si le trouble obtenu n'est pas dû au développement de microbes adventices, qui peuvent se développer à cette température. Aussi Lemoine propose-t-il de régler l'étuve à 220° seulement, cette température inférieure étant encore moins propice qu'une température très élevée au développement des microbes étrangers qui pourraient fausser le résultat.

Le réaction de Vincent n'est cependant pas rigoureusement constante. On a déjà observé qu'elle peut manquer quand le début de la maladie remonte à plus de quinze jours, ou encore lorsque le malade a déjà été traité par le sérum anti-méningococcique. Enfin il est des cas où le liquide céphalo-rachidien se trouble spontanément par le séjour à l'étuve (Letulle et Lagane).

Et pourtant l'importance d'un tel procédé, s'il se vérifie

suffisamment exact dans la pratique, n'échappe à personne. Les cas ne sont pas rares en effet où l'examen microscopique d'un liquide recueilli depuis trop longtemps est négatif au point de vue microbien ; où les cultures restent muettes ou douteuses, rendant ainsi impossible l'identification du germe par les autres procédés. Par sa simplicité d'une part, et sa rapidité d'autre part, la précipito-réaction constituerait, dans ces cas difficiles, un moyen précieux de diagnostic, et dans les autres cas un procédé de contrôle facile à utiliser.

CHAPITRE IV

PATHOGÉNIE

Nous avons vu précédemment quelles causes influent sur l'activité du méningocoque et sur sa réceptivité par l'organisme. Il nous reste à éclaircir par quelle porte il y pénètre, et quelle voie il suit, une fois entré, pour gagner les méninges.

Et d'abord, *par où pénètre-t-il* ? Quand on compulse les observations cliniques, on est frappé de la fréquence avec laquelle se trouve notées avant le début ou dès le début des accidents méningés, les rhinites, angines, otites même. D'autre part, SCHERER, dès 1895, avait appelé l'attention sur la présence du méningocoque dans le mucus nasal d s sujets atteints de méningite cérébro-spinale épidémique. Les examens bactériologiques pratiqués au cours de toutes les épidémies récentes ont confirmé entièrement les travaux de Scherer. Et BUSQUET est venu en donner la démonstration expérimentale. Il semble donc bien établi aujourd'hui que c'est par les *voies respiratoires supérieures* que le méningocoque pénètre dans l'organisme, peut-être à la faveur des poussières inspirées, plus probablement dans les particules liquides émanées des sécrétions nasales ou buccales du malade et projetées par lui au dehors en crachant, toussant, éternuant.

Mais quand on essaie de préciser davantage et qu'on cherche à localiser l'endroit précis où le microbe se cantonne primitivement, pour s'y réchauffer et se préparer à l'invasion des méninges, on est frappé des multiples localisations signalées par les différents observateurs. Weichselbaum (1884) signale, sans préciser davantage, l'inflammation intense des fosses nasales et de leurs annexes. Strumpel insiste sur la constance du rhume au début de la méningite. Weigert relate qu'au cours d'une autopsie il a trouvé du pus à la partie supérieure des fosses nasales avec une inflammation de la muqueuse pituitaire. Griffon et Gandy (1901), chez un malade, trouvèrent du méningocoque au niveau de la cavité nasale d'une part, au niveau de la face interne de l'amygdale palatine d'autre part. Par contre Westenhoffer, à la suite de l'épidémie de Silésie de 1905, insiste, avec preuves cliniques et preuves d'autopsie, sur le rôle du pharynx ; pour lui, c'est l'amygdale pharyngée qui sert de porte d'entrée à l'infection. D'autre part, Zaufal, Hertzog, Netter, Lermoyez, Vaquez et Ribierre, ont successivement rapporté des cas où la méningite cérébro-spinale avait succédé à une infection de la trompe et de l'oreille moyenne.

Il semble donc qu'on ne puisse écarter aucune de ces localisations primitives, *fosses nasales, pharynx, oreille moyenne*. Et si les fosses nasales, dans les observations, sont plus souvent notées comme foyer initial, on peut cependant parfaitement admettre la variabilité de cette localisation primitive suivant les cas. Le méningocoque, pénétrant dans les voies respiratoires supérieures, se fixera là où l'état de la muqueuse lui en fournira l'occasion, là où la barrière endothéliale cédera le plus aisément devant lui.

Quant à la voie suivie ensuite par le microbe jusqu'aux centres nerveux, elle variera, naturellement, avec le foyer primitif.

Des fosses nasales, le méningocoque parviendra aux méninges par les lymphatiques qui partent de la muqueuse pituitaire et qui aboutissent aux espaces sous-arachnoïdiens en passant à travers la lame criblée de l'ethmoïde (Cunéo et André).

Du pharynx, l'invasion des méninges se ferait, d'après Westenhoffer, par l'intermédiaire du corps du sphénoïde, deux voies différentes pouvant d'ailleurs être utilisées, soit celle du vaisseau nourricier qui traverse le corps du sphénoïde pour aboutir à la dure-mère au fond de la selle turcique, soit les canalicules carotico-tympaniques.

C'est aussi par les canalicules carotico-tympaniques, que de l'oreille moyenne, les méningocoques gagneraient les méninges.

Mais on voit que dans tous ces cas l'infection des méninges se fait toujours *par propagation de proche en proche* et non par invasion sanguine. On peut donc admettre, que, dans les cas où on a trouvé des méningocoques en circulation dans le sang, il s'agissait d'une méningococcémie secondaire à une localisation méningée, plutôt que d'une septicémie d'emblée.

CHAPITRE V

ANATOMIE PATHOLOGIQUE

Les lésions déterminées par la méningite à méningocoques n'offrent pas, dans l'ensemble, un aspect absolument particulier à cette affection. Elles ne diffèrent que par des points de détail des lésions constatées dans les autres variétés de méningite cérébro-spinale suppurée.

A l'ouverture du crâne, après qu'on a incisé et rabattu la dure-mère, ce qu'on peut constater, dans tous les cas, c'est une *hyperhémie très accentuée de toute la surface cérébrale*. Tous les vaisseaux, artériels et veineux, se dessinent comme après une injection artificielle. Mais très souvent cette injection vasculaire est masquée par *l'exsudat* qui s'étale à la surface des circonvolutions, sans toutefois la dérober entièrement aux yeux, car il est rare de trouver ici l'exsudat purulent épais et étalé uniformément sur toute la surface du cerveau, le pus en couche de beurre, qu'on peut constater dans certaines autres variétés de méningites suppurées, la méningite à pneumocoques en particulier. Le plus souvent au contraire, dans la méningite à méningocoques, le pus est réparti par îlots espacés, d'épaisseur minime, et situés sur le trajet des vaisseaux veineux. En général peu abondant au niveau de la convexité, il prédomine dans la région du chasma, dans la région de la scissure de Sylvius et sur la face antérieure de la protubérance et du bulbe.

Cet exsudat est loin d'être toujours purulent, et souvent il apparait simplement gélatineux, presque transparent. Son aspect d'ailleurs, n'est pas toujours en rapport avec l'intensité des symptômes, ni avec la date d'évolution de la maladie. Si, dans certains cas évoluant en quelques heures, on a trouvé un pus déjà très franc et très abondant, — dans d'autres cas, à marche non moins rapidement fatale, on n'a constaté qu'un exsudat très léger. En général cependant, à l'autopsie des formes prolongées, l'exsudat constaté est peu marqué, soit qu'il soit resté tel depuis le début ; soit, plus vraisemblablement, qu'il se soit en partie résorbé, comme peut le faire supposer l'éclaircissement progressif, dans certains de ces cas, du liquide céphalo-rachidien recueilli par ponction lombaire du vivant du malade (observ. III).

Quant au liquide céphalo-rachidien qui s'échappe, souvent en grande abondance, après l'incision des méninges, il présente la même apparence puriforme, trouble ou simplement lactescente, constatée déjà à l'examen du liquide retiré in vivo par ponction lombaire, avec moins de garanties pour l'analyse. Aussi réservons-nous son étude pour le chapitre où nous traiterons de la ponction lombaire.

Au niveau du rachis, souvent la dure-mère elle-même est déjà congestionnée, et parfois un exsudat fibrino-purulent tapisse sa face interne. Il est rare que la moelle soit complètement engainée de pus. Le plus souvent il existe des points presque indemnes à côté d'autres points beaucoup plus atteints, comme le renflement cervical et surtout le renflement lombaire. Il faut retenir enfin que l'exsudat prédomine toujours sur la face postérieure de la moelle, probablement sous l'influence du décubitus.

Telles sont les *lésions macroscopiques* constatées au niveau des méninges.

Au microscope, on constate, en général, dans cet exsudat, une quantité considérable de leucocytes *polynucléaires*, d'ailleurs souvent altérés, fragmentés, des très rares lymphocytes, et un certain nombre de cellules endothéliales desquamées, le tout englobé dans un fin réticulum fibrineux. Dans les coupes colorées au bleu, on peut constater, à l'intérieur des polynucléaires, des méningocoques, mais en général en très petit nombre.

Ménétrier et Mallet, dans un cas récemment publié, ont trouvé un épaississement de *la pie-mère* avec hyperplasie des cellules conjonctives et infiltration totale de leucocytes, tous lymphocytes. Les gaines périvasculaires, qui pénètrent dans la substance cérébrale, présentaient également une infiltration lymphocytique, sans aucun apport de polynucléaires. Ces auteurs font ressortir l'opposition qui existe entre la nature lymphocytique de cette infiltration de la pie-mère et des gaines péri-vasculaires, et la constitution cellulaire de l'exsudat qui, comme nous venons de l'indiquer, renferme presque exclusivement des polynucléaires. Ces résultats d'ailleurs ne font que confirmer la conception de Widal sur l'origine des leucocytes contenus dans les liquides céphalo-rachidiens pathologiques, les lymphocytes d'après cet auteur, venant de la gaine lymphatique périvasculaire et traduisant la réaction propre des méninges, tandis que les polynucléaires proviennent, par diapédèse, des vaisseaux sanguins et traduisent un état congestif et inflammatoire.

On s'est demandé **quel était, au niveau des méninges, le point de départ de l'inflammation.** Wæstenhoffer, de ses recherches, tire cette conclusion que c'est, en général, *la région de l'entrecroisement des nerfs optiques.* De ce cantonnement initial, le méningocoque se porterait ensuite en avant sur les nerfs optiques, latéralement dans les scissures de Sylvius, et en arrière sur la protubérance, le bulbe et la moelle.

Quant à la substance nerveuse sous-jacente, l'examen macroscopique ne permet d'y constater qu'un simple *piqueté hémorragique*, d'ailleurs souvent noté et parfois très prononcé, piqueté relevant sans doute de lésions d'*encéphalite* que nous n'entendons pas discuter ici. Nous ne parlerons pas, non plus, des *abcès du cerveau* ou des foyers de *ramollissement*, qu'on a trouvé quelquefois, et qui constituent de véritables complications. Ajoutons enfin que les ventricules cérébraux sont en général distendus par un liquide séro-purulent, dont l'abondance peut aller parfois jusqu'à la production d'une véritable *hydrocéphalie interne.*

Après ces lésions des centres nerveux, une mention spéciale doit être faite des **lésions des voies respiratoires supérieures.** D'après les récentes publications allemandes sur ce sujet, on trouverait constamment une inflammation diffuse de la muqueuse pharyngo-nasale, inflammation se propageant jusque dans la trompe d'Eustache, et caractérisée par de l'hypersécrétion et de l'hyperhémie, avec distension des vaisseaux lymphatiques, gorgés de lymphocytes. On a même trouvé parfois des amas lymphocytaires jusque dans la paroi musculaire du pharynx.

Les lésions des autres organes ne présentent rien d'absolument particulier à la méningite cérébro-spinale épidémique. Ce sont celles qu'on peut rencontrer dans la plupart des autres maladies infectieuses, au chapitre des complications. Nous signalerons seulement les *otites* (avec lésions du labyrinthe) très fréquemment observées, *l'hypertrophie du foie et de la rate*, les congestions pulmonaires et broncho-pneumonies, les épanchements séreux ou purulents dans les plèvres, le péricarde, et surtout dans les *articulations*, enfin les altérations variables des reins et du myocarde. Lésions d'infection banale dans certains cas, dans d'autres elles semblent bien résulter d'une action directe de l'agent pathogène de la méningite. C'est ainsi qu'on a trouvé des méningocoques dans le pus de certaines arthrites (Follet et Saquépée).

CHAPITRE VI

SYMPTOMATOLOGIE

Il est difficile de tracer un tableau d'ensemble de la méningite cérébro-spinale épidémique, cette affection pouvant revêtir en clinique des aspects très différents. Cependant, de la lecture des observations, il semble qu'on peut dégager les quelques traits suivants : Début brusque, brutal à la façon d'une pneumonie, et où les vomissements et le mal de tête tiennent la première place. Raideur extrême du malade, surtout manifeste à la nuque et au train postérieur ; souffrances intenses, localisées principalement à la tête et à la région lombaire ; éruption fréquentes, le plus souvent herpétiformes ; le tout accompagné de température élevée, et de troubles psychiques, d'abord dans le sens d'une exaltation marquée, puis dans le sens d'une dépression de plus en plus profonde. Enfin, concurremment à tous ces accidents méningés, les divers appareils souvent troublés par des accidents d'allure infectieuse,— telle se présente, sous sa forme la plus intense et partant la plus caractérisée, la méningite cérébro-spinale épidémique.

Etudions maintenant les divers éléments de ce tableau symptomatique.

Le début, pour brusque qu'il paraisse, est souvent précédé, en réalité, pour peu qu'on y regarde de près, par des phénomènes précurseurs, formant une sorte de **période d'invasion** un peu comparable à celle des fièvres éruptives et constituée par des troubles réactionnels du côté du naso-pharynx. Dans les observations en effet, on trouve souvent noté, et nous-mêmes avons pu le constater dans plusieurs de nos cas, un *coryza*, une *angine*, une *otite* même parfois, accidents quelquefois intenses et signalés d'emblée par le malade ou son entourage, mais très souvent accidents légers, au point de passer inaperçus si l'on n'a pas l'esprit tourné de ce côté.

Ce début brusque n'est d'ailleurs pas absolument constant, et l'on trouve signalé, dans certaines observations, un état de fatigue et d'inappétence, avec légères douleurs articulaires, se prolongeant huit à dix jours avant l'apparition des accidents méningés proprement dits.

La céphalée apparait dès le début et ne manque, pour ainsi dire jamais. Excessivement *intense* le plus souvent, continue mais entrecoupée de paroxysmes, elle siège ordinairement à la région frontale ou au niveau des tempes, mais peut aussi s'étendre à l'occiput. Sa ténacité et son intensité arrache au malade des plaintes incessantes, parfois même, et surtout chez les enfants, des cris perçants, cris de douleur consciente, très différents du cri hydrencéphalique que pousse, au milieu de son assoupissement, l'enfant atteint de méningite tuberculeuse.

La rachialgie, quelquefois très intense elle aussi, qui traduit l'atteinte des méninges spinales, se localise de préférence à la *région lombaire*. Mais elle peut s'étendre à tout le rachis. Les moindres mouvements imprimés au malade, parfois même la simple pression des apophyses épineuses, l'exagèrent au point de déterminer quelquefois des convulsions. Cette rachialgie peut persister pendant fort longtemps. Chez certains de nos malades, nous l'avons vue se prolonger pendant plusieurs semaines, à l'exclusion de tout autre symptôme et quand le malade semblait, par ailleurs, complètement guéri.

Les vomissements sont un symptôme banal, mais d'une constance initiale très grande, d'où leur valeur considérable quand ils sont associés à la céphalée. Ils ont les caractères des vomissements cérébraux, *faciles*, en *fusée*. Ordinairement ils cessent assez rapidement, mais on les a vu réapparaître dans une phase ultérieure et, par leur répétition, mettre obstacle à l'alimentation.

Les autres troubles digestifs ont une valeur beaucoup moins grande. La *constipation*, quand elle existe, n'a nullement la ténacité de celle qu'on observe dans la méningite tuberculeuse. Souvent même on a observé de la *diarrhée*, ce qui s'explique par le caractère infectieux de la maladie. Quant à la *langue*, elle présente souvent la *sécheresse* extrême, les fuliginosités qu'on observe dans les grandes infections. L'appétit fait défaut tout au moins au début, car très vite le malade qui évolue vers la guérison demande à manger. Par contre, dès le début et pendant toute la durée de la maladie, nous avons été frappé de la *soif extrême*, inextinguible, de la plupart de nos malades.

On observe presque toujours, au début, des phénomènes **d'excitation cérébrale**, mais le délire violent, furieux, quand il existe, cède en général très rapidement et la lucidité, même dans les cas graves, reparait bientôt complète, du moins le plus souvent. Et c'est là encore un caractère distinctif avec la méningite tuberculeuse où les troubles cérébraux, une fois installés, ne rétrocèdent généralement pas. Quant à la stupeur, à la torpeur pouvant aller jusqu'à l'état demi-comateux, c'est à une phase beaucoup plus tardive qu'on pourra l'observer et dans ce cas bien souvent comme signe avant-coureur de la mort.

Comme troubles moteurs, ce qui prime tout, dans la méningite cérébro-spinale épidémique, ce sont *les raideurs*. Cette tendance aux contractures est un symptôme capital et que présentent, pour ainsi dire, tous les malades. Cette hypertonie prédomine en général au niveau des muscles du plan dorsal (extenseurs de la nuque et du tronc, extenseurs des membres supérieurs, fléchisseurs des membres inférieurs). Parfois LA CONTRACTURE DE LA NUQUE est appréciable à la simple inspection du malade qui se présente avec la tête complètement renversée en arrière, cette attitude persistant parfois pendant toute la durée de la maladie. Sans aller toujours jusqu'à ce degré extrême, cette raideur se constate aisément dès qu'on essaie de mobiliser la tête. Sa précocité et sa constance, signalée dès longtemps par Heubner ont valu en Allemagne le nom de *Genikstarre* à l'affection qui nous occupe.

Au niveau des membres inférieurs, la contracture des fléchisseurs se démontre par le SIGNE DE KERNIG. Nous ne décrirons pas ici les différentes manières de rechercher ce signe désormais classique. Mais nous tenons à insister, après tant d'autres, sur sa très grande valeur dans la méningite cérébro-spinale, non que ce soit là un signe pathognomonique, puisqu'on peut le trouver dans toutes les autres variétés de méningites, et même en l'absence de toute méningite véritable, mais parce que dans la méningite cérébro-spinale, tous les observateurs l'ont trouvé de façon constante, et particulièrement nette. Sa seule constatation doit donc immédiatement faire penser à une lésion méningée, et légitime, en temps d'épidémie, une ponction lombaire qui, seule, pourra dire s'il s'agit bien d'une méningite cérébro-spinale.

Cette hypertonie musculaire du plan dorsal peut quelquefois persister assez longtemps après la disparition de tous les autres symptômes. Un de nos malades (*obs. VI*) après une méningite à forme prolongée, paraissait complètement guéri et se levait depuis plusieurs semaines qu'il marchait encore le ventre proéminent en avant, le derrière effacé, un peu comme une femme enceinte. Une de nos petites malades (*obs. IX*) guérie rapidement une première fois, fit une rechute légère (contrôlée par la ponction lombaire) et qui se traduisit uniquement, au point de vue clinique, par de la raideur de la nuque et de la région lombaire. Et le liquide céphalo-rachidien était redevenu normal, qu'elle conservait encore pendant assez longtemps cette démarche processionnelle, en même temps qu'elle était dans l'impossibilité de ramasser un objet à terre sans fléchir complètement au préalable les jambes sur les cuisses et les cuisses sur le bassin.

Quant aux *paralysies* on ne les observe, dans la méningite cérébro-spinale, qu'à titre de complications.

L'état des réflexes rotuliens est encore assez mal connu. Gachet, dans une thèse récente, distingue trois opinions. *Pour les uns*, et c'est le plus grand nombre, les réflexes, ici comme dans toutes les méningites, *suivent étroitement les modifications du tonus musculaire* : Ils sont exagérés à la première période, période des contractures, et diminués, abolis même parfois à la période terminale des parésies. *Pour d'autres*, plus éclectiques, les réflexes rotuliens *peuvent être modifiés dans les deux sens ou rester normaux*, et ce à toute période de la maladie. *Pour d'autres* enfin, *on peut dès le début constater parfois l'absence des réflexes rotuliens*, et Gachet apporte une observation personnelle très nettement confirmative de cette assertion. en signalant en outre six observations récentes. Nous avons nous-même fait des constatations analogues dans plusieurs de nos cas. Cette abolition précoce des réflexes rotuliens semble paradoxale, et paraît mal cadrer avec l'hypertonie musculaire concomitante, dont témoigne le signe de Kernig. CHAUFFARD cependant l'avait déjà notée. « L'exagération des réflexes rotuliens, écrit-il dans un article sur le signe de Kernig, en 1901, est loin d'être la règle dans la méningite cérébro-spinale et le signe de Kernig coïncide plutôt avec leur abolition ». Gachet, s'appuyant sur la réapparition, chez son malade, des réflexes rotuliens après une première ponction lombaire, puis sur leur réaffaiblissement progressif, et enfin leur rétablissement définitif après une seconde ponction, attribue cette abolition des réflexes à la présence du liquide céphalo-rachidien en excès et agissant alors soit par compression directe, soit plus probablement en provoquant une ischémie médullaire ou radiculaire.

Du côté des téguments, on peut constater, comme dans les autres méningites, *l'extrême sensibilité des malades au froid et à la douleur*. De même, on constate souvent la réaction précoce, intense et persistante des vaso-moteurs sous l'action du doigt, connue sous le nom de *raie méningitique*. Mais les troubles vaso-moteurs spontanés, si apparents dans la méningite tuberculeuse, sont ici beaucoup moins nets.

Un symptôme beaucoup plus particulier à la méningite cérébro-spinale, ce sont les *éruptions*, très variables d'aspect d'ailleurs, mais dont certaines présentent une réelle valeur diagnostique, quand elles apparaissent au milieu d'un état méningé nettement caractérisé. A ce point de vue, la variété d'éruption la plus importante, c'est L'HERPÈS. Pour notre compte, nous l'avons observé très fréquemment. Ce n'est pas un symptôme de début, et sa date d'apparition est très variable. C'est cependant après trois à quatre jours d'évolution, qu'on l'observe le plus fréquemment. Siégeant le plus souvent à la face, et principalement autour des orifices naturels, il peut présenter des localisations très différentes. Nous l'avons observé à la région sternale. Dans un autre cas, nous l'avons vu apparaître à la face dorsale de la main. DEBRÉ a pu le constater au niveau des orteils et au niveau de la région anale. Dans certains cas cet herpès apparait manifestement comme obéissant à une distribution nerveuse, et il semble bien que ce soit de ce côté qu'on doive orienter les recherches relatives à sa pathogénie.

Dans une thèse récente, Mlle Herschmann attire de nouveau l'attention sur les *autres éruptions cutanées*, d'origine évidemment très différente et probablement infectieuses qu'on peut observer au cours de la méningite cérébrospinale. Ce sont des *éruptions purpuriques* ou *pétéchiales*, les plus fréquentes ; des *érythèmes scarlatiniformes* et *morbiliformes* ; des *roséoles* ; des *taches lenticulaires* ; toutes éruptions importantes, suivant cet auteur, à cause du diagnostic qu'elles peuvent entraver, et du pronostic qu'elles aggravent en général. Dans aucun des cas qu'il nous a été donné d'observer, nous n'en avons rencontré et nous ne les avons pas trouvé notées dans les observations publiées à propos de l'épidémie actuelle. Il convient cependant de s'en souvenir à cause de l'importance qu'elles ont présentée dans certaines épidémies, épidémies anglaises notamment, au point de faire donner à la méningite cérébro-spinale le nom de *purpuric fever*.

Les troubles des organes des sens portent surtout sur l'appareil oculaire et l'appareil auditif. Les *symptômes oculaires* les plus fréquemment observés sont surtout des troubles de la musculature intrinsèque, *mydriase* ou *myosis*, la mydriase, d'après TERRIEN et BOURDIER, semblant correspondre aux périodes de résolution ou encore à la période comateuse, tandis que le myosis apparaîtrait aux périodes d'excitation méningée. On peut observer encore des troubles de la musculature extrinsèque, du *strabisme*, et ce symptôme a été notamment signalé pour sa précocité et sa constance, par les auteurs qui ont étudié l'épidémie silésienne de 1905. Enfin l'examen du fond d'œil révèlerait très souvent de la *papillite*, et toujours bilatérale (Terrien et Bourdier). Quant aux autres accidents oculaires, conjonctivites, kératites, iritis, etc., ils relèvent plutôt du chapitre des complications.

Les *symptômes auditifs* les plus souvent notés consistent en *tintements d'oreille*, *hyperacousie* passagère ou prolongée, ou au contraire *hypoacousie* parfois légère, mais pouvant aller parfois jusqu'à la surdité et constituer alors une véritable complication dont nous aurons tout à l'heure à nous occuper.

Notons enfin, du côté du nez, les *épistaxis*, parfois répétées, tout récemment signalées par RIMBAUD (de Montpellier) qui, dans tous les cas où il les a observées, a constaté leur influence nettement favorable sur l'évolution de la maladie.

L'état du foie et de la rate doit toujours être recherché, car on a noté souvent de *l'hypertrophie* de ces organes, et tout dernièrement encore, TEISSIER appelait l'attention de la Société médicale des hôpitaux, sur l'hypertrophie congestive de ces organes, qu'il avait eu l'occasion de vérifier par l'examen nécropsique et qui témoigne de la nature infectieuse de la méningite cérébro-spinale épidémique et justifie ainsi sa place à part parmi les autres méningites.

Les troubles urinaires, enfin, seraient assez particuliers, d'après LŒPER et GOURAUD. En dehors en effet de *l'albuminurie* qui n'est pas plus fréquente ici que dans toute autre maladie infectieuse, ces auteurs ont décrit un véritable *syndrome urinaire* particulier à la méningite cérébro-spinale. Une *polyurie abondante* et une *exagération notable des divers produits de l'élimination urinaire*, urée, phosphates et chlorures, caractériseraient, d'après eux, la méningite cérébro-spinale même à sa période la plus aiguë, la plus hyperthermique ; fait paradoxal et en contradiction avec ce qu'on observe d'ordinaire dans les infections aiguës, où les éliminations urinaires sont habituellement diminuées. Ils voient là une sorte de *diabète méningitique*, spécial à la méningite cérébro-spinale et qu'ils rattachent à des perturbations bulbaires. Nous n'avons pas contrôlé personnellement ces résultats, qui demanderaient à être recherchés sur un nombre de cas suffisamment important, mais nous avons pu constater cependant la diurèse très abondante de la plupart de nos malades. Il convient de rappeler d'ailleurs que ces malades boivent en général beaucoup.

Quant aux troubles généraux, portant sur la température, le pouls, la respiration, ils sont d'une valeur symptomatique bien moins importante qu'on pourrait le croire. On est souvent frappé, en effet, du contraste qui existe entre le peu d'intensité des phénomènes généraux et la gravité des lésions méningées révélées par la ponction lombaire. *La température* est élevée dès le début, mais elle affecte ensuite une allure absolument irrégulière. Tantôt « en plateau », plus souvent peut-être sous forme de grandes oscillations, parfois discontinue avec des rémissions plus ou moins longues, elle ne présente aucun type constant, aucune courbe significative.

Le pouls peut présenter, comme dans la méningite tuberculeuse, des *irrégularités*, qui restent un bon signe de lésion méningée. Dans des cas graves, et terminés par la mort, nous l'avons trouvé fortement accéléré pendant toute la durée de la maladie.

Quant à la *respiration*, elle ne présente en général d'anomalies qu'à la période terminale de l'affection, où on l'a vue parfois prendre le rythme de Cheyne-Stokes.

Au milieu de tous les désordres que traduisent ces symptômes variés, l'état général se maintient bon, pendant un certain temps tout au moins, et l'on est frappé, les premiers jours, de la *bonne mine relative* des malades, qui résistent beaucoup plus longtemps à la cachexie que les sujets atteints de méningite tuberculeuse.

Tels sont les principaux symptômes qu'on peut observer au cours de la méningite épidémique. Nous avons pu nous rendre compte combien leur valeur respective était différente. Mais en terminant nous voulons encore insister sur la valeur capitale de deux d'entre eux, *la raideur de la nuque* et le *signe de Kernig*. Leur constance, leur précocité et leur persistance les mettent très loin en avant des autres symptômes. Ils témoignent d'ailleurs de l'importance des réactions spinales dans la méningite à méningocoques et justifient pleinement le nom de méningite cérébro-spinale qui lui a été donné.

CHAPITRE VII

EVOLUTION

Abandonnée à elle-même, quelle est l'évolution de la méningite cérébro-spinale épidémique ? Quelles particularités présentent sa marche, sa durée et sa terminaison ?

Sa marche est *absolument irrégulière*. Et c'est dans un esprit plus didactique que soumis aux faits que les auteurs ont pu distinguer une période d'excitation suivie d'une période de dépression. Le plus souvent en effet, tous les symptômes se mêlent et se succèdent sans ordre. En sorte qu'on n'assiste presque jamais à une évolution périodique quelconque. Tout au plus pourrait-on, avec Debré, indiquer, avant la *période d'état*, une *phase infectieuse initiale*, antérieure aux accidents méningés et d'ailleurs souvent très peu nette, et, comme suite à la période d'état, une *phase terminale* variable d'allure suivant qu'elle marque l'approche de la mort ou le retour à la santé.

La maladie une fois terminée d'ailleurs, et le malade entré en convalescence, alors que tout symptôme clinique a disparu, et que la ponction lombaire donne un liquide céphalo-rachidien redevenu normal, une *rechute* peut survenir. Personnellement, nous en avons observé un cas très net (Obs. IX). Dans notre cas, la rechute s'était annoncée par une reprise de rachialgie. Nous avons trouvé ce même symptôme de reprise dans plusieurs observations de la thèse de HYDRAM.

Avec cette marche capricieuse, on conçoit que **la durée** de la maladie n'ait *rien de fixe*. Et si les formes moyennes durent de dix à vingt jours environ, on a pu voir certaines formes suraiguës évoluer vers la mort en quelques heures, tandis que certaines autres se prolongeaient au contraire pendant des mois (11 mois dans un cas de Debré ; plus d'une année dans un autre signalé par Hutinel).

Au sujet de la terminaison, les statistiques, considérées bien entendu avant l'emploi du sérum, varient beaucoup suivant les épidémies. Dans certaines épidémies on a compté jusqu'à 75 % de morts (épid. d'Aigues-Mortes en 1841) ; dans d'autres, la mortalité était réduite à 21 % (épid. de Suède en 1856). Mais dans toutes les épidémies, on a noté un taux de *mortalité très élevée pour les très jeunes enfants.*

La mort peut s'observer dans tout le cours de l'évolution. Apparaissant dès le début dans les formes suraiguës, elle peut n'arriver qu'après plusieurs semaines de maladie, dans les formes moins aiguës. Quand la mort survient tard, les malades, comme le fait très justement remarquer HUTINEL, se trouvent dans un état d'émaciation extrême. Nous-mêmes, dans plusieurs de nos cas terminés par la mort après une longue évolution, nous avons pu observer cet état de cachexie intense des malades, avec des symptômes méningés pour ainsi dire disparus et d'ailleurs un liquide céphalo-rachidien redevenu presque normal. Il semble que, dans ces formes prolongées, *le malade meurt plutôt de cachexie que de méningite à proprement parler*.

Quant à la *guérison*, quand elle se produit, elle ne s'obtient le plus souvent (tout au moins avant la sérothérapie), qu'après une convalescence longue et pénible. Elle est souvent d'ailleurs incomplète et la maladie peut laisser après elle une série de séquelles que nous aurons tout à l'heure à examiner.

CHAPITRE VIII

FORMES CLINIQUES

On pourrait décrire à la méningite cérébro-spinale un grand nombre de formes cliniques, sans autre utilité d'ailleurs que de compliquer l'étude de cette affection. Il est cependant certains facteurs qui en modifient tellement l'aspect clinique habituel, qu'il est nécessaire de décrire à part les formes cliniques ainsi déterminées.

C'est en premier lieu, **la violence plus ou moins grande de la réaction méningée** qui, à côté de la forme aiguë ordinaire, peut créer des formes suraiguës, foudroyantes même, ou au contraire subaiguës, chroniques ou frustes.

La forme suraiguë est celle qui tue en 2, 3 ou 4 jours. (Obs. XIV). Elle s'observe surtout au début des épidémies. Le sujet est pris brusquement, en pleine santé, d'accidents méningés d'emblée impressionnants, avec délire prononcé, agitation extrême, et tous ces symptômes persistent malgré tous les moyens thérapeutiques mis en œuvre.

La forme foudroyante emporte le malade en quelques heures, soit qu'elle se caractérise par des phénomènes d'excitation cérébrale intense, soit que d'emblée le malade entre dans le coma (Obs. X). A l'autopsie de ces cas foudroyants proprement dits,on n'observe,en général,qu'une congestion intense des méninges, sans exsudat nettement constitué, tandis que, dans certaines formes en apparence foudroyantes, mais en réalité évoluant déjà de façon latente depuis quelque temps, le malade qui meurt aussi après quelques heures seulement de symptômes nettement accusés, présente, au niveau des méninges, une couche de pus souvent abondante.

La forme subaiguë ou prolongée,, après un début souvent bruyant et un ensemble de symptômes assez accentués, présente ensuite une succession de rémissions et d'aggravations alternantes qui peuvent faire durer l'affection plusieurs semaines, sans pour cela qu'on puisse toujours espérer sauver la vie du malade. (Obs. III, V, VI). Cette forme en se prolongeant pendant des mois a pu constituer une véritable *forme chronique* de méningite cérébro-spinale.

Enfin il est des cas où ce n'est pas même la violence plus ou moins grande de la réaction méningée qui donne sa physionomie à l'affection, mais bien **l'absence de tout symptôme traduisant cette réaction**. On a affaire alors à une *forme atténuée*, une *forme fruste*, dans certains cas même à une *forme ambulatoire*, où les troubles ressentis sont si peu marqués que le malade n'interrompt pas ses occupations, sans pour cela que le pronostic en soit forcément meilleur, puisqu'on a vu de ces formes ambulatoires se terminer brusquement par la mort après quelques heures à peine d'accentuation des symptômes.

Telles sont les différentes formes réglées par l'intensité des réactions méningées. Mais dans ces différentes formes, on pourrait encore opposer aux formes habituelles, cérébro-spinales, des *formes exclusivement ou tout au moins à prédominance spinale*, comme Tessier en rapportait récemment plusieurs cas à la Société médicale des hôpitaux.

Un autre élément constitutif de formes cliniques consiste dans **la prédominance d'un symptôme ou d'un groupe de symptômes indépendant de la réaction méningée**, alors que, au contraire, les accidents d'ordre méningé passent au second plan. C'est ainsi qu'on peut observer une *forme purpurique* ou pétéchiale, où les symptômes d'infection sanguine prédominent ; une *forme typhique*, avec tout le cortège de l'infection intestinale, diarrhée, tympanisme abdominal, taches rosées, stupeur ; une *forme pneumonique*, avec symptômes localisés à l'appareil pulmonaire.

L'âge du malade, enfin, peut encore influer sur l'aspect symptomatique de l'affection. *Chez le vieillard*, en effet, la méningite éveille parfois des réactions si légères qu'elle évolue jusqu'au bout d'une façon *latente* et qu'on ne la découvre qu'à l'autopsie. *Chez le nourrisson*, l'affection peut débuter par des convulsions et des vomissements, mais d'autres fois par une longue période de troubles digestifs peu significatifs, de sorte qu'un diagnostic précoce est souvent très difficile. Plus tard la raideur est ordinairement très marquée, la *tête est fortement rejetée en arrière* et le *tronc arqué au maximum*, surtout après quelques instants de manipulation de l'enfant. Le signe de Kernig est en général difficile à apprécier chez les nourrissons, mais on peut constater souvent un signe de réelle valeur, commun d'ailleurs à toutes les méningites, la *tension des fontanelles* (1).

Pour terminer, il convient de signaler **les formes associées**, où l'on constate une infection mixte des méninges, le méningocoque se développant dans les méninges concurremment avec le *pneumocoque*, le *streptocoque*, le *bacille de Koch* et constituant ainsi une maladie particulièrement grave.

(1) Ce travail était à l'impression, quand a paru la thèse de M. Colibert, *La méningite cérébro-spinale chez les nourrissons (Formes anormales).* (Th. de Paris, 20 Juillet 1909).

CHAPITRE IX.

COMPLICATIONS.

Les accidents qui viennent compliquer l'évolution normale de la méningite cérébro-spinale sont multiples et fréquents. Maladie infectieuse, en effet, en même temps qu'affection locale, la méningite à méningocoques peut présenter des complications au niveau de tous les appareils, et bien souvent, dans ces complications, il est difficile de faire la part de ce qui revient à l'infection générale ou à l'affection locale. Aussi est-il préférable de distinguer ces complications d'après l'ordre chronologique de leur apparition. A ce point de vue, on peut dire que les unes apparaissent immédiatement, en plein cours de la méningite ; tandis que les autres, véritables séquelles, sont caractérisées par des lésions locales qui survivent à la méningite.

Nous ne pouvons, sans sortir des limites que nous nous sommes tracées, les décrire ici en détail. Nous signalerons seulement les plus importantes.

1° Complications immédiates.

Certaines de ces complications portent directement

sur le système nerveux. *Le délire*, dans certains cas, a pu constituer, par son intensité et sa persistance, une véritable complication. On a observé, d'autres fois, surtout chez les enfants, des *convulsions épileptiformes généralisées*, qui, par leur violence, ont amené une issue fatale. Des *accidents paralytiques* ont été signalés parfois en pleine évolution de la méningite, rarement sous forme d'*hémiplégie* (Netter ; Castaigne et Rivet ; observ. V), plus souvent sous forme de *paraplégie*, de *monoplégie*, de *paralysie du nerf facial* ou des *nerfs moteurs de l'œil* (Courtellemont).

On a noté des *abcès du cerveau* (Boinet). Enfin, il n'est pas jusqu'à *l'hémorragie méningée* qui n'ait été constatée (Achard et Grenet ; Sainton et Voisin ; Gaussel, etc.).

Après les complications nerveuses, les plus importantes sont celles qui portent sur les organes des sens, et principalement sur la vue et l'ouïe. **Comme complications oculaires**, on a signalé depuis longtemps les *conjonctivites purulentes*, conséquence probable de l'infection des fosses nasales. On connaît des cas *d'ulcération de la cornée* (Cantonnet, Terrien). *L'iritis, l'irido-choroïdite* (Schmidt, Rimpler et Gowers), la *panophtalmie* même ont été constatés, et attribués le plus souvent à une propagation de l'infection le long des gaines du nerf optique (Bovier-Lapierre). Enfin *la cécité*, par névrite optique, a été notée (Jean Galezowski).

Du côté de l'ouïe, *la surdité* a été fréquemment observée. Elle peut relever, suivant les cas, de deux causes différentes : une lésion de l'oreille moyenne (caisse), ou une lésion de l'oreille interne (labyrinthe).

La surdité par lésion de la caisse, d'ailleurs rare, est toujours bénigne et passagère. Elle est déterminée par la légère otite moyenne, qu'on observe parfois, tout à fait au début de la méningite, avant tout accident méningé, et qui indique la voie anormale suivie dans ce cas par le méningocoque pour parvenir aux méninges. Au contraire *la surdité par lésion du labyrinthe* est accentuée et persistante. Dans certains cas cependant, on l'aurait vue s'amender (Debré). Mais le plus souvent elle est définitive et son pronostic est alors d'autant plus fâcheux qu'elle est très souvent bilatérale.

Outre ces causes habituelles de surdité dans la méningite cérébro-spinale, Lermoyez en signale une autre, *les lésions tronculaires du nerf auditif*, lésions constatées au cours de plusieurs autopsies. Cette surdité due à l'altération du tronc lui-même du nerf auditif serait, d'après cet auteur, d'un pronostic moins sombre que celle qui traduit l'atteinte des terminaisons cochléaires du nerf. Mais le diagnostic clinique entre ces deux ordres de lésions reste à établir.

Après ces complications, les plus fréquentes sont les **complications articulaires**, qui semblent relever d'ailleurs de la méningococcémie. Elles peuvent aller de la simple *arthralgie* ou de l'*arthrite légère* et passagère, atteignant une ou plusieurs articulations, jusqu'à l'*arthrite suppurée* qui se cantonne d'ordinaire à une seule articulation.

Citons enfin quelques complications beaucoup plus rares. Complications digestives, *vomissements incoerci-*

bles, hématémèses (obs. VIII), *diarrhée fétide et rebelle, ictère.* Complications cardiaques, *péricardite purulente* (Canuet), *endocardite infectieuse* (Claude et Bloch). Complications pleuro-pulmonaires, *broncho-pneumonie* (obs. III), *pleurésie purulente* (Canuet), *hémothorax* (Apert). Complications urinaires, *albuminurie,* qui en général, n'est que transitoire. Complications cutanées enfin, *purpura, escarres.*

II° Séquelles. — Parmi les complications que nous venons de voir les unes sont transitoires et disparaissent en même temps que la méningite. Mais d'autres, au contraire persistent, les lésions qui les constituent continuant à évoluer pour leur propre compte après la guérison de l'infection méningée. Ces complications, véritables séquelles, peuvent quelquefois régresser en partie ou totalement, mais trop souvent elles constituent des infirmités incurables C'est ainsi que les troubles psychiques peuvent persister après la guérison et aboutir à l'*idiotie* (Laveran), ou à la *démence* (Camisade). Chez les jeunes enfants, on a observé de l'*hydrocéphalie.*

Comme troubles moteurs persistants, on a signalé des *paralysies spasmodiques* s'accompagnant ultérieurement de symptômes permettant de penser au rôle possible des méningites dans la production de certains cas de sclérose en plaques, de sclérose latérale amyotrophique. On a observé, d'autre part, des *paralysies flasques* d'un rapprochement très suggestif avec la paralysie infantile.

Au niveau des yeux, c'est la *cécité définitive,* par atrophie papillaire, consécutive à la névrite optique. De même, on peut observer *une surdité définitive*, par destruction du labyrinthe, surdité qui, si elle est bilatérale et qu'elle survienne chez un enfant en bas âge, peut être cause de *surdi-mutité* (Gassot).

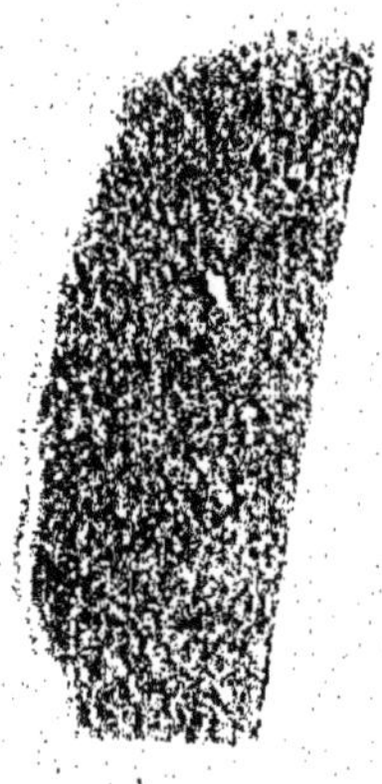

CHAPITRE X

DIAGNOSTIC (Ponction lombaire).

A ne considérer la méningite cérébro-spinale à méningocoques que du seul point de vue clinique, au début d'une épidémie ou en dehors d'un temps d'épidémie, nombreuses sont les affections en faveur desquelles on a pu passer à côté du diagnostic de méningite cérébro-spinale.

Les signes généraux d'infection qu'elle présente ont pu prêter à confusion avec ceux qu'on observe au cours de la *grippe à forme nerveuse*, de la *fièvre typhoïde ataxo-adynamique*, du *typhus exanthématique*, du *rhumatisme articulaire aigu* (Galliard).

Une fièvre intense associée à des contractures qui s'étaient étendues jusqu'aux masseters avait fait penser à du *tétanos* dans un cas de Leroux et Viollet.

Dans certains cas où les signes d'infection étaient au contraire très atténués, au point de passer inaperçus, on a pensé d'abord à du *méningisme hystérique*, à une *hémorrhagie méningée*, à un *accès éclamptique simple* ou *compliqué d'hémorrhagie méningée* (Brindeau), à un *mal de Pott cervical* (Canuet).

On s'explique d'autre part les erreurs de diagnostic commises chez des enfants au *début d'une pneumonie*, ou d'une *fièvre éruptive*, à cause des signes de réaction méningée si fréquents dans les affections de l'enfance.

Plus fréquentes encore et plus légitimes sont les confusions avec les autres méningites, *méningites aiguës d'origine streptococcique, staphylococcique. pneumococcique*, etc, *ou méningite tuberculeuse*.

L'évolution ultérieure, en faisant apparaître ou non les signes propres à ces diverses affections, permettra très souvent de réformer le diagnostic, mais il est de la plus haute importance, au point de vue thérapeutique, de faire un diagnostic aussi précoce que possible, et à ce point de vue, l'examen clinique du malade serait insuffisant, si nous ne possédions pas, à l'heure actuelle, un procédé d'exploration aussi simple que sûr, pour éliminer ces causes d'erreur. Ce procédé, c'est **la ponction lombaire.**

Nous ne décrirons pas ici sa technique, aujourd'hui classique et dont la connaissance s'impose au même titre que celle de l'exploration des autres cavités séreuses. Quant aux incidents ou accidents de la ponction lombaire, il n'en est pas qui soient particuliers à la méningite à méningocoques. Occupons-nous seulement des résultats que fournit dans ce cas la ponction lombaire.

Le liquide qui s'écoule par l'orifice de l'aiguille présente souvent une *hypertension assez considérable*, d'où l'avantage qu'il y a, contrairement à la pratique recommandée habituellement dans les ponctions lombaires, à soustraire une quantité considérable de liquide (40, 50 et jusqu'à 60 centimètres cubes).

Ce liquide, à l'émission, est *d'aspect purulent*, ou seulement *trouble*, ou à peine *louche*, *opalescent*. Parfois même on a trouvé un liquide *absolument clair* (Netter ; Dopter ; Vincent). L'absence de tout trouble du liquide n'est donc pas un signe absolument certain qu'il ne s'agit pas de méningite cérébro-spinale. D'autre part, un liquide puriforme n'indique pas forcément une méningite cérébro-spinale, car on a signalé des épanchements puriformes aseptiques (Widal et Et. Brissaud).

L'examen du liquide au microscope est donc absolument indispensable. Après centrifugation, parfois même sans centrifugation, quand le liquide recueilli est suffisamment purulent pour laisser déposer par simple repos un culot de pus plus ou moins abondant, on constate, dans les cas habituels, d'une part des éléments cellulaires où prédominent de beaucoup les *leucocytes polynucléaires*, et d'autre part des *méningocoques*.

Nous ne reviendrons pas ici sur les caractères morphologiques et biologiques du méningocoque, ni sur les différentes manières de l'identifier en dehors du liquide céphalo-rachidien ou dans ce liquide. Nous avons déjà traité cette question au chapitre Bactériologie. Rappelons seulement la situation intracellulaire des méningocoques dans l'épanchement purulent, tout au moins au début de l'infection, et occupons-nous simplement des cellules qui constituent cet épanchement.

Les leucocytes polynucléaires prédominent, et sont en général à granulations neutrophiles. Quelques uns sont bien conservés, mais beaucoup d'autres sont altérés. Leur protoplasma se colore mal et présente un contour flou, irrégulier. Leur noyau se dessine mal et présente souvent des formes de dégénérescence, pycnose, chromatolyse, caryolyse. Les méningocoques, quand il en existe, se rassemblent autour du noyau. Quelquefois ils remplissent à ce point le protoplasma qu'on a absolument l'aspect du pus blennorrhagique.

Quant aux autres éléments cellulaires, beaucoup moins nombreux d'ailleurs, qu'on peut constater, ce sont des leucocytes mononucléaires, des globules rouges et des cellules d'origine conjonctive.

Les leucocytes mononucléaires sont constitués par des lymphocytes, peu nombreux, et quelques grands mononucléaires.

En outre, Speroni, dans les examens qu'il a pratiqué, a toujours trouvé des *globules rouges* venus, d'après lui, par diapédèse, de la même façon que les globules blancs ou encore à la faveur de petites extravasions sanguines qui se produisent au niveau des capillaires enflammés. Leur présence explique sans doute la couleur jaune du liquide constatée parfois dès la première ponction lombaire.

Enfin il faut encore signaler la présence, fréquemment constatée, de quelques *cellules endothéliales*, cellules d'origine conjonctive, auxquelles Speroni attribue la macrophagocytose dans la méningite cérébro-spinale, mais qui peuvent aussi servir à la microphagocytose, puisque Salebert et Louis les ont trouvées, dans un cas, remplies de méningocoques.

Ce liquide ainsi constitué évolue dans le sens d'une lymphocytose de plus en plus prédominante au fur et à mesure des progrès de la guérison, en même temps que les méningocoques disparaissent peu à peu. La guérison une fois assurée, le liquide redevient clair et limpide comme de l'eau de roche et, après contrifugation prolongée, on peut constater la disparition presque absolue de tout élément cellulaire, c'est-à-dire l'aspect du liquide céphalo-rachidien normal.

Telle est la constitution habituelle du liquide céphalo-rachidien au cours de la méningite cérébro-spinale épidémique. Mais il en est parfois tout autrement. C'est ainsi qu'on a observé des liquides, d'ailleurs clairs, qui ne présentaient aucune réaction cellulaire et qui fourmillaient cependant de méningocoques (Ribadeau-Dumas et Debré). Le cas n'est d'ailleurs pas particulier au méningocoque, Achard et Ramond, Castaigne et Debré). D'autre part, dans des cas indiscutables de méningite à méningocoques, on a vu parfois le liquide montrer une lymphocytose prédominante et cela dès le début (Claisse ; Vincent ; Dopter ; Netter, etc.). Tous ces faits appellent évidemment des recherches nouvelles, mais ils suffisent dès maintenant à permettre de conclure que seule la constatation ou tout au moins la mise en évidence (précipito-diagnostic) du méningocoque de Weichselbaum autorise à poser le diagnostic de méningite cérébro-spinale épidémique.

D'ailleurs, en cas de diagnostic hésitant, on a encore à sa disposition un certain nombre de procédés d'examen qui, s'ils n'ont par eux-mêmes qu'une valeur affirmative nulle quant à la présence du méningocoque au niveau des méninges, ont cependant une valeur confirmative indiscutable.

C'est d'abord **la recherche du méningocoque dans les fosses nasales ou la gorge**. La découverte en est aisée, mais l'identification en est assez délicate, plus difficile même que dans le liquide céphalo-rachidien, à cause de la multiplicité des saprophytes qui pullulent dans le mucus nasal et dont les caractères se rapprochent du méningocoque.

C'est ensuite **la recherche du méningocoque dans le sang** par *ensemencement* de 20 centimètres cubes de sang dans 500 centimètres cubes de bouillon-ascite. Quant à *la leucocytose du sang* (polynucléose), étudiée par Flexner et Barker, puis par Osler, elle ne paraît pas constante, non plus que le pouvoir agglutinant du sang du malade vis-à-vis d'une culture authentique de méningocoque en bouillon-ascite (*séro-diagnostic*).

CHAPITRE XI

PRONOSTIC

De toutes les méningites suppurées, la méningite cérébro-spinale à méningocoques est certainement celle où le taux de la mortalité est le moins élevé. Mais tel que, le pronostic de la méningite à méningocoques reste encore assez difficile à apprécier. Les statistiques, en effet, sont très différentes suivant les épidémies. Comme nous l'avons vu tout à l'heure, la mortalité a dépassé 75 % au cours de certaines épidémies, pour se réduire à moins de 20 % dans certaines autres, et cela avec des thérapeutiques sensiblement identiques. Il semble donc bien que le pronostic varie avec chaque épidémie et sans qu'on puisse exactement s'expliquer pourquoi.

Quels sont du moins les éléments qui permettent, en clinique, de formuler, dans la mesure du possible, ce pronostic ?

Il faut d'abord tenir compte de *l'âge* ; tous les auteurs, en effet, sont d'accord pour reconnaître la gravité particulière de la méningite cérébro-spinale chez les tout jeunes enfants.

La gravité des signes généraux est également à considérer, et, parmi ceux-ci, il nous a paru qu'une mention spéciale devait être faite du pouls constamment fréquent, même avec une température peu élevée ou même normale (obs. VII et VIII).

Les complications viscérales indiquent une extension de l'infection qui doit faire porter aussi un pronostic fâcheux.

Par contre, certains symptômes seraient en faveur d'une heureuse issue de la maladie, telle l'apparition d'un *gros herpès labial* (Chauffard).

Peut-on tenir compte de *l'évolution*, et doit-on conclure d'une marche plus lente à un pronostic meilleur ? Jusqu'à un certain point seulement, car comme le fait très justement remarquer Debré, « contrairement à ce que l'on croit généralement, la méningite cérébro-spinale mortelle au bout de quinze jours ou trois semaines et même davantage n'est pas une rareté ». Nous avons été à même de vérifier l'exactitude de cette affirmation.

La *coexistence d'une autre maladie* aggrave le pronostic, et surtout quand il s'agit d'une affection ayant aussi une affinité spéciale pour les centres nerveux, la *maladie du sommeil* par exemple (obs. XII).

Quant à *la grossesse*, elle n'a eu aucune influence défavorable sur l'évolution de la méningite et n'a été aucunement influencée par elle dans un cas de Ménétrier et Touraine.

Quels renseignements peut fournir la ponction lombaire au point de vue du pronostic ? Lors de la première ponction, le plus ou moins de purulence du liquide céphalo-rachidien, ne doit en aucune façon, faire augurer mal ou bien de l'évolution ultérieure. Aux ponctions suivantes, la diminution de purulence et la clarification progressive du liquide sont ordinairement en faveur d'une disposition à la guérison, mais pas toujours, et l'on a vu survenir la mort de malades dont le liquide était redevenu presque clair (obs. III).

L'examen cytologique, qui montre le liquide cephalo-rachidien ordinairement peuplé de polynucléaires pendant la période d'état de la méningite, ne peut servir non plus à déterminer le pronostic.

Quant à ces cas exceptionnels dont nous parlions tout à l'heure, où la lymphocytose prédomine à la période aiguë, on ne sait pas encore s'ils impliquent une indication pronostique particulière.

L'examen du liquide au point de vue microbien ne peut pas, d'autre part, être utilisé pour le pronostic, et la rareté des germes dans le champ du microscope n'implique pas forcément un pronostic meilleur.

Enfin, même en l'absence de tout microbe et de toute cellule à l'examen du liquide, même avec des cultures négatives, il ne faut pas se hâter de proclamer la guérison. *Les rechutes* sont fréquentes en effet, et peuvent se produire même après retour à l'état normal du liquide céphalo-rachidien examiné, soit que les méningocoques se réfugient dans quelque cul-de-sac des méninges sans y déterminer momentanément de réaction, soit qu'ils aient réellement disparu des méninges, mais non encore du naso-pharynx, et que le malade réinfecte à nouveau son liquide céphalo-rachidien.

Tout danger de rechute étant définitivement écarté, il y a encore la question du pronostic ultérieur, qui reste sombre, s'il existe une des complications que nous signalions tout à l'heure, cécité, surdité, paralysies, troubles psychiques, etc, dont les lésions constituantes peuvent devenir définitives.

D'ailleurs, même en l'absence de ces complications, on peut encore se demander, avec CHAUFFARD, *quel sera l'avenir cérébro-spinal des méningitiques guéris* et s'ils ne présenteront pas une prédisposition particulière à localiser sur l'axe cérébro-spinal une infection ultérieure de toute autre nature.

Tel se posait le pronostic avant l'introduction de la sérothérapie dans la thérapeutique de la méningite cérébro-spinale. Nous allons voir de quelle façon ce pronostic semble s'être modifié depuis qu'on utilise le sérum anti-méningococcique.

CHAPITRE XII

TRAITEMENT

1° PROPHYLAXIE

Épidémique et contagieuse, la méningite à méningocoque relève, en principe, de mesures prophylactiques au même titre que les autres maladies contagieuses. Mais il faut tenir compte ici de deux choses : d'une part, l'habitat du méningocoque, qui est enfermé dans une cavité close, la cavité cranio-vertébrale, et dont la seule localisation extra-méningée est le naso-pharynx ; d'autre part, la fragilité extrême de ce microbe en dehors de l'organisme. Ceci établi, on devra cependant *faire la déclaration de la maladie*, *pratiquer l'isolement du malade* et faire *désinfecter les linges souillés* par ses sécrétions naso-pharyngiennes.

Faire plus, et isoler tous les porteurs de germes, qui sont souvent en parfaite santé apparente et qui peuvent être très nombreux (puisqu'ils ont formé, dans certains cas, jusqu'à 10 % de l'agglomération en cause), est déjà très difficile dans le milieu militaire ; c'est tout à fait impraticable dans la population civile. Il ne semble pas d'ailleurs que ce soit indispensable, et l'absence presque complète de contamination du personnel soignant, médical ou infirmier, montre que les simples mesures habituelles de protection et de désinfection suffisent dans la pratique.

Quant à la *désinfection des locaux*, on conçoit aussi qu'elle soit ici tout à fait secondaire.

II. TRAITEMENT CURATIF

En dehors des traitements médicamenteux utilisés dans toutes les variétés de méningite, calomel, chloral, bromure de potassium, etc., de nombreuses médications ont été mises en œuvre dans le traitement de la méningite cérébro-spinale épidémique.

Les bons effets des *ponctions lombaires répétées*, diminuant l'hypertension et soustrayant en même temps une certaine quantité de liquide septique, ne sont plus à démontrer, en particulier pour la céphalée.

Les bains chauds à 38-40°, que préconisait Aufrecht prolongés chaque fois pendant une demi-heure si possible, et répétés plusieurs fois par jour, restent aussi un puissant moyen de soulager le malade, dont ils diminuent, dans des proportions considérables, les contractures.

Enfin, plus récemment, on a utilisé avec succès *les injections intra-rachidiennes d'antiseptiques*, collargol, électrargol, lysol, etc. Et même, dans un cas rapporté par Blanc, le sérum antidiphtérique en injection sous-cutanée a eu une action manifestement efficace (1).

(1) Tout récemment Lemoine et Gehlinger ont apporté à la Soc. méd. des Hôp. de Paris (séance du 2 juillet 1909), un cas de méningite cérébro-spinale à méningocoques traité avec succès par des injections intra-rachidiennes de sérum antidiphtérique.

Mais depuis quelque temps l'introduction, dans la thérapeutique de la méningite cérébro-spinale épidémique, de la sérothérapie spécifique a eu pour premier résultat de détrôner toutes ces médications et de ne les faire considérer que comme des adjuvants à la sérothérapie.

SÉROTHÉRAPIE ANTIMÉNINGOCOCCIQUE

1° Efficacité de la sérothérapie. — C'est à l'occasion d'une recrudescence de méningite cérébro-spinale en Amérique et en Allemagne (1904-1906) que les premières recherches dans ce sens furent entreprises. Les travaux initiaux paraissent dûs à Flexner (de New-York), et ce fut à l'occasion de l'épidémie d'Akron (Ohio) qu'il appliqua pour la première fois son sérum à l'homme. Presque simultanément, d'ailleurs, Kolle et Wassermann, à Berlin, produisirent eux aussi un sérum antiméningococcique. Enfin un peu plus tard, Jochmann, Ruppel en Allemagne, Markl à Vienne, Dopter, à l'Institut Pasteur de Paris, arrivèrent également à fabriquer un sérum.

Les différentes statistiques américaines et allemandes bientôt rassemblées apportèrent des chiffres instructifs la mortalité, dans le cours d'une même épidémie, s'abaissant à 25 ou même 12 % pour les cas traités, alors qu'elle restait à 83 et même 73 % pour les cas non traités (Flexner et Jobling, Koplick, Dunn, Krœer et Schonne, Lévy).

A l'occasion de l'épidémie française, le sérum antiméningococcique a été essayé de tous les côtés. Vaillard et Netter sont venus successivement apporter, à l'Académie de médecine, le résultat de leurs constatations le premier, pour l'épidémie d'Evreux (66,6 °/₀ de mortalité dans les cas non traités contre 16,6 °/₀ dans les cas traités) ; — le second, pour sa pratique personnelle (20 °/₀ seulement de mortalité).

Aux séances de la Société médicale des hôpitaux de ces derniers mois, de nombreuses communications ont été faites à propos de l'action de ce sérum (Barbier et Vaucher, Salebert, Teissier, Comby, etc).

Les observations publiées tendraient à montrer que l'efficacité du sérum antiméningococcique ne réside pas seulement dans la diminution de la mortalité, mais encore dans la modification profonde qu'il imprime à l'évolution de la maladie, dont il abrégerait la durée et dont il raréfierait les complications et les rechutes. Sans vouloir nier en rien les bons effets du sérum, il convient de se rappeler l'efficacité, dans certains cas graves, des injections intra-rachidiennes non spécifiques. Ce qui, dans la sérothérapie antiméningoccique, parait en tout cas supérieur à ces injections non spécifiques, c'est la constance beaucoup plus grande de son action. Mais encore faut-il, pour arriver à un heureux résultat, instituer le traitement sérothérapique le plus tôt possible. Dans les cas traités tardivement, ce traitement a parfois échoué complètement (Obs. V, VIII et XI).

2° **Technique des injections de sérum.** — Toutes les variétés de sérum jusqu'ici employées ont ce caractère commun d'agir directement sur le méningocoque. Ainsi s'explique l'échec de la sérothérapie sous-cutanée et intra-veineuse (Schultz, Muller, Netter) et l'obligation *d'injecter le sérum directement dans la cavité rachidienne.*

On pratiquera donc une ponction lombaire et on devra laisser s'écouler au dehors une quantité de liquide céphalo-rachidien égale, ou mieux supérieure, à la quantité de sérum qu'on veut injecter. Cependant dans des cas où on ne parvenait à retirer que quelques centimètres cubes de liquide, on a pu sans inconvénient (Netter, Comby, etc.), injecter quand même toute la dose de sérum qui avait été jugée nécessaire. Au moindre incident, on devra d'ailleurs interrompre immédiatement l'injection, ou même évacuer tout ou partie du liquide déjà introduit.

La pratique de réchauffer à 37° le sérum avant de l'injecter, toute recommandable qu'elle soit, ne paraît pas non plus absolument indispensable.

Le sérum, contenu dans la seringue de Roux par exemple, sera injecté très lentement, et, l'injection terminée, on aidera à sa diffusion vers les centres nerveux supérieurs en maintenant le malade la tête plus basse que le bassin pendant quelques heures.

Signalons par ailleurs la pratique de Netter qui, chez quatre nourrissons où la voie lombaire était impraticable, aborda la cavité méningée au niveau du crâne en *piquant obliquement la fontanelle* et put, par cette voie peu commune, répéter à plusieurs reprises les injections sans éprouver aucune difficulté sérieuse ni provoquer aucun accident.

Mentionnons enfin l'effet des *injections locales de sérum dans le traitement des complications*, arthrite (Teissier), ulcère de la cornée (Cantonnet).

3° **Doses à injecter.** — Dans un article tout récent, Grisez (Presse médicale du 29 mai 1909) recommande *d'injecter d'emblée* dans la cavité rachidienne *une forte dose de sérum*(30 cmc.en moyenne)et,suivant en cela la ligne de conduite de Lévy (d'Essen),de Dunn (de Boston),de Netter, de Dopter,il conseille de *répéter systématiquement cette même dose trois ou quatre jours de suite*, quelles que soient les modifications apportées dans l'état du malade par la première injection. Après cette première série d'injections, il est d'avis d'attendre et de ne recommencer que si la guérison ne persiste pas, ou que l'amélioration ne progresse plus. Dans les cas très graves d'emblée (coma, paralysies, etc), la première dose doit être notablement plus forte (80 ou même 100 centimètres cubes en deux fois, à 12 heures d'intervalle) et les doses consécutives sensiblement les mêmes que dans les cas ordinaires. Quant aux rechutes, elles relèvent d'une thérapeutique identique à celle de la première attaque.

D'autres auteurs sont moins systématiques, et pour la dose initiale (Comby) et pour la répétition des injections (Comby, Teissier,). Ils attendent, si le malade paraît nettement en voie d'amélioration après une première injection calculée suivant la gravité du cas et l'âge du malade, *une reprise des symptômes avant de pratiquer une deuxième injection*. Avant eux, Koplik employait déjà avec succès cette méthode, et Wassermann et Leber, dans leur récent article sur la sérothérapie antiméningococcique (Bibliothèque Gilbert et Carnot, 1909) conseillent aussi d'attendre que l'amélioration ne progresse plus pour injecter une seconde dose.

Les deux procédés ont donné également de bons résultats.

4° **Accidents de la sérothérapie.** — On n'a signalé jusqu'ici aucun accident vraiment sérieux, imputable à cette méthode thérapeutique.

Au cours de l'injection, le malade se plaint parfois, même après évacuation préalable d'une quantité de sérum supérieure au volume de sérum injecté, de vifs élancements dans les jambes, comparables à des secousses électriques. Ces douleurs cessent très rapidement, et le plus souvent dès la fin de l'injection.

Après l'injection, on a observé assez fréquemment des *éruptions urticariennes*. HUTINEL les a signalées. NETTER les a constatées dans plus d'un tiers des cas qu'il a traités; elles apparaissaient en général assez tardivement, vers le dixième jour en moyenne. La quantité de sérum injecté et la répétition des injections à intervalles très courts, pas plus que le siège de l'injection au niveau des centres nerveux ne lui ont paru avoir d'influence sur la production de ces éruptions, qui ont été tout aussi fréquentes avec la sérothérapie sous-cutanée (CULRIE de Grascow).

Mais, *dans les heures qui suivent immédiatemnt l'injection* on a parfois observé des accidents plus inquiétants, forte élévation de température avec recrudescence de la raideur et de l'agitation. MENSTRIER, et après lui, NETTER ont rapporté des cas de ce genre, et on retrouve ces faits signalés déjà par certains auteurs américains. Ces symptômes indiquent, selon toute évidence, une *intoxication sérique*. FINLEY et WITHE, qui ont observé des faits de ce genre chez des sujets ayant reçu de nombreuses injections de sérum, ont souvent constaté que le liquide retiré par les ponctions ultérieures avait tout à fait l'apparence et la couleur du sérum injecté antérieurement. Ménétrier, à propos du cas qu'il rapporte, fait précisément la même remarque, et nous même, chez le seul de nos malades qui ait présenté une éruption sérique, nous avons pu faire la même constatation (obs. VI).

Ces accidents d'intolérance montrent qu'on manque encore d'un critérium certain pour apprécier, dans un cas donné, la dose de sérum efficace et qui ne provoque pas d'accidents. Mais ils ne doivent cependant déconseiller en rien l'emploi du sérum antiméningococcique dans la méningite cérébro-spinale, pas plus qu'il ne déconseille l'emploi du sérum antidiphtérique dans la diphtérie. Bien plus, de même que, en présence d'une angine suspecte, on doit faire d'emblée du sérum sans attendre le résultat des cultures, de même, à la seule constatation d'un liquide céphalo-rachidien trouble, on devra immédiatement et sans attendre les résultats des examens de laboratoire, faire une première injection de sérum antiméningococcique.

OBSERVATIONS

D....., Marcel, 8 ans et demi, venant d'un établissement scolaire d'Issy-les-Moulineaux, entre à l'hopital Saint-Joseph, dans le service du Docteur Leroux, le 13 janvier 1909.

Pas d'antécédents pathologiques.

Il est revenu de vacances, il y a quelques jours, en très bonne santé. Brusquement, le lundi matin 11 janvier, il a été pris de maux de tête et de vomissements, qu'on a mis d'abord sur le compte d'un embarras gastrique. Le lendemain, reprise des vomissements, accentuation du mal de tête. Le 13, deux selles diarrhéiques. Les vomissements et les douleurs de tête persistant toujours, on pense à une méningite et on envoie le malade à l'hôpital, où il entre dans le service (température à son entrée, 39°).

Examen du malade (le 14 Janvier). Enfant à cheveux roux, à peau fine, couché en chien de fusil, le dos tourné à la lumière. Il a sa pleine connaissance et répond aux questions avec une entière lucidité.

Il n'a pas vomi depuis son entrée à l'hôpital, mais se plaint continuellement de la tête. Il ne paraît pas amaigri.

On n'observe aucun mouvement convulsif et on ne constate pas de paralysies. Réflexe rotulien exagéré du côté gauche, avec trépidation épileptoïde de ce côté. Signe de Kerning net. Hyperesthésie des téguments. Raie vaso-motrice précoce et prolongée. Pas de troubles oculaires. Légère diminution de sonorité au niveau du sommet droit. Ni sucre ni albumine dans les urines.

Température, 38 2. Pouls, 108.

Ponction lombaire (à 11 heures du matin) : 4 centimètres cubes environ de liquide très légèrement louche, s'écoulant goutte à goutte, très lentement.

Dès après la ponction, le malade cesse de se plaindre de la tête. Température du soir, 39° 9.

17 janvier. L'enfant a dormi toute la nuit sans crier, mais en se réveillant souvent. Il est plus calme que la veille et souffre beaucoup moins de la tête. Il a été à la selle abondamment, après une purgation, et a même expulsé un ascaride lombricoïde. Tempér., 37° 4. Pouls, 84. Tempér. du soir, 36° 9.

16 janvier. Les douleurs de tête ont complètement disparu et l'enfant demande à manger. On ne constate plus de Kernig, ni de raie méningitique. Les réflexes rotuliens sont normaux des deux côtés. Tempér. matin, 37° ; soir, 37° 4.

17 janvier. Depuis son réveil, l'enfant recommence à se plaindre de la tête; un peu de constipation. Pas d'autre symptôme, pas de Kernig en particulier. Tempér. du matin, 37°3 du soir, 37° 6.

18 janvier : Même état. Tempér. matin, 37° 4, soir, 37°

19 janvier : Les douleurs de tête ont disparu de nouveau. Tempér. 37° matin et soir.

Il commence à s'alimenter.

23 janvier : La guérison se maintient complète..

Ponction lombaire (2°) : On ne parvient à recueillir que 3 cm. c. environ d'un liquide qui s'écoule très lentement et qui après quelques gouttes initiales fortement teintées de sang, reste encore coloré en rose dans les dernières gouttes.

L'enfant quitte l'hôpital, avec toutes les apparences d'une parfaite guérison le 25 janvier 1909.

Examen du liquide céphalo-rachidien.

1re Ponction (14 janvier) ; 4 centim. c. de liquide légèrement louche. Polynucléaires assez abondants, en général bien conservés. Quelques grands mononucléaires, assez altérés. Un lymphocyte. Pas de microbes. L'ensemencement sur milieux usuels n'a donné lieu à aucune colonie.

2me *Ponction* (23 janvier) : 3 centim. c. de liquide rosé. On constate seulement les éléments figurés du sang. Pas de microbes.

Observation II (*personnelle et inédite*).

V... Marcelle, 11 ans, entre à l'hôpital Saint-Joseph, dans le service du Dr Leroux, le 6 février 1909.

Pas d'antécécédents pathologiques.

La personne qui l'amène raconte qu'elle a été prise brusquement le jeudi précédent, 4 février, de vomissements et maux de tête. Elle serait constipée depuis cette époque.

A son arrivée à l'hôpital, *le samedi 6 février*, à 3 heures du soir, elle se présente pelotonnée sur elle-même, hargneuse au plus haut point, et pousse sans discontinuer des cris perçants en se plaignant de la tête. La température est de 39°,2. L'interne de garde, M. Lasnier, constate de la raideur de la nuque et du rachis, avec un Kernig accentué, et pratique séance tenante une *ponction lombaire* qui donne issue à un liquide franchement louche. Température à 6 h. du soir 37°,8.

7 février : L'enfant pousse toujours des plaintes ininterrompues, et présente les mêmes symptômes que la veille. Mais on constate en outre, au-dessus de la commissure labiale droite, un placard d'herpès large comme une pièce de cinq francs. Le pouls est à 76. La tempér. du matin 39° ; tempér. du soir : 39°, 2.

8 février : La malade est un peu plus calme, mais, dès qu'on la touche, elle se remet encore à crier. Le Kernig est toujours très accentué, et la raideur de la nuque persiste. Le pouls est à 80. La tempér. du matin s'est abaissée à 37°6

Traitement. Morphine, bromure de potassium trois bains à 38°, Après le premier bain l'enfant, dort paisiblement pendant cinq heures. Tempér. du soir 37°, 4.

9 février : Amélioration sensible. Tempér. du matin 36°, 6. Pouls 96.

Ponction lombaire (2e), à midi : liquide absolument clair et incolore. Trois bains à 38° dans la journée. Temp. du soir : 37°1.

10 février Tempér. du matin 37°1, Pouls 72°, Tempér. du soir 38°1.

11, 12, 13, février. L'amélioration va en s'accentuant. La tempér. oscille entre 37°, 5 et 37°. On ne donne plus qu'un bain par jour.

14 février. Suppression des bains. La malade s'alimente. Tout trouble psychique a disparu.

20 février. La guérison clinique se maintient complète. *Ponction lombaire* (3e) Liquide absolument clair et incolore.

La malade quitte l'hôpital le 21 février 1909.

Examens du liquide céphalo-rachidien.

1re *Ponction* (6 février). Liquide franchement louche. Polynucléose abondante. Pas de microbes.

2e *Ponction* (9 février). Liquide clair et incolore. Lymphocytose.

3e *Ponction* (20 février). Liquide clair et incolore. Aucun élément figuré.

OBSERVATION III (*personnelle et inédite*).

D... Clovis, 18 ans, domestique dans un établissement scolaire de Paris, entre à l'hôpital Saint-Joseph, dans le service du Dr Leroux, le 13 février 1909.

Aucun antécédent pathologique.

Il serait malade depuis le jeudi précédent, 11 février.

Début brusque par des maux de tête. Le lendemain, les douleurs de tête ont augmenté, et le malade a été pris de vomissements. Quand il est amené à l'hôpital, le samedi soir 13 février, il est en plein délire. Dès son arrivée ; il est pris de vomissements abondants, jaunâtres ; tempér. à son entrée 38°,7.

Examen (14 février). Le malade est allongé tout de son long dans son lit, plongé dans une torpeur profonde, dont il ne sort, quand on l'appelle, que pour pousser des grognements inarticulés. Faciès rouge, vultueux.

Il bave abondamment en même temps que des mucosités abondantes s'écoulent de ses narines. Raideur totale de tout le rachis, qui empêche totalement de faire asseoir le malade. Aucun signe d'auscultation aux poumons. Rien au cœur. Incontinence d'urine et des matières fécales. Aucun autre trouble du côté des divers appareils. A noter seulement une hypertrophie considérable du corps thyroïde, datant de l'enfance. Tempér. du matin : 37°,3.

Dans l'après-midi, tentative infructueuse de ponction lombaire, à cause de la résistance acharnée du malade.

Tempér. du soir 38°,8.

15 février : Le malade a déliré toute la nuit. Le matin, il est assoupi. Il continue d'avoir d'abondantes sécrétions bucco-nasales. Selles diarrhéiques. Urines de teinte hématique, renfermant une forte quantité d'albumine.

Tempér. du matin 38°, 4. Tempér. soir : 38 ,8.

16 février : Pas de changement appréciable, à la visite du matin. Pouls 72. Tempér. 39° 3.

Dans la journée, le malade a quelques instants de lucidité.

Dans la soirée, on constate un petit placard erythémateux au niveau de la commissure labiale droite. Tempér. 38 4.

17 février : Vésicules d'herpès au niveau de la commissure labiale droite.

Le malade est plus calme. Mais le Kernig est toujours très prononcé,

On prescrit les bains à 38°. Tempér. du matin 38° Pouls 72.

Ponction lombaire (à midi) : 25 cm. c. de liquide purulent de couleur jaunâtre, qui s'écoule en jet. Après la ponction le malade dort tranquillement toute l'après-midi.

Tempér. du soir : 38°.

18 février. La nuit a été moins agitée. Poussée d'herpès au niveau de la commissure labiale gauche. Le malade boit beaucoup. Tempér. du matin 39°. Pouls 72. Tempér. du soir 38°.

19 février. Même état. Pouls 72. Tempér. matin 38° 8, soir 38° 1.

Ponction lombaire (2e) : 18 cm. c. de liquide notablement moins trouble que le premier, mais présentant encore cependant un aspect puriforme. Il s'écoule en gouttes pressées.

20 février : Poussée d'herpès sur le pavillon de l'oreille droite. Urines toujours fortement albumineuses. Pouls. 72. Tempér. matin 38° 1 ; soir, 38. 5.

21 février : Pouls 60. Tempér. matin : 38° ; s. 37° 7.

22 février : Le malade se sent mieux. Il ne délire plus. Il n'a plus de raideur de la nuque. Mais on constate encore du Kernig et il souffre encore de la tête.

P. 60. Tempér. m. 37°6 ; soir, 38°.

23 février : La tempér. remonte à 38°4 le matin, à 38°8 le soir.

24 février : Même tempér. que la veille.

Ponction lombaire (3e) : 3 cmc. de liquide franchement trouble, mais non puriforme, s'écoulant en gouttes petites et espacées.

25 février : Abolition des réflexes rotuliens. Réflexe plantaire de Babinski en flexion. Moins d'albumine dans les urines, qui semblent très abondantes, mais dont la quantité ne peut être appréciée exactement, le malade urinant toujours sous lui. Pouls 64. Temp. m. 37° ; soir, 39 5.

26 février : Le malade, qui n'avait jusque là présenté aucun trouble oculaire, présente aujourd'hui des pupilles dilatées, mais égales. La céphalée persiste, mais moins intense. Le Kernig est toujours net. Le pouls est à 56, mais toujours plein et fort, comme les jours précédents. Tempér. matin, 36°6 ; soir, 39°.

27 février : Pupilles toujours dilatées, mais égales et réagissant bien à la lumière. Les réflexes rotuliens sont toujours abolis. Temp. du matin, 36°6 ; du soir, 37°3.

Ponction lombaire (4°) : 2 cmc. de liquide presque clair, à peine opalescent, s'écoulant en gouttes pressées.

28 février : même état ; tempér. matin, 38°2 ; soir, 37°2 ; pouls 72.

1er mars : même état ; tempér. matin 38°6 ; soir, 36°4 ; p. 72.

2 mars. Epistaxis légère. Les réflexes rotuliens sont ébauchés, des deux côtés ; tempér. matin, 39°2 ; soir, 37°5. Pouls 72.

3 mars : Le malade ne délire plus du tout, mais l'intelligence reste paresseuse. Les réflexes rotuliens sont abolis de nouveau. Pouls 80 ; tempér. matin, 37° ; soir, 38°2.

4-7 mars : même état. Tempér. oscillant de 36° le matin à près de 39° le soir ; pouls 72.

8 mars : Tempér. du matin 36°86 ; du soir 37° ; p. 72.

9 mars : Le malade recommence à se plaindre de la tête. Pouls 116 ; tempér. du matin 38°.

Ponction lombaire (5me) : 3 cm. c. de liquide presque clair, à peine opalescent, à reflets verdâtres, s'écoulant en gouttes très pressées. ; tempér. du soir, 37°5.

10 mars : Ebauche de reflexe rotulien du côté gauche. Kernig moins accentué. Pouls 64° ; temp. du matin 37° ; du soir 37°,2.

11 mars : On ne trouve de reflexe rotulien ni d'un côté ni de l'autre. P. 60 ; T. m. 36°6 ; soir, 38°2.

12 mars : Temp. matin 38°5 ; soir 36°4.

13-14 mars ; Temp. 37°, matin et soir ; pouls 60-70°.

15 mars : Le malade souffre davantage de la tête ; temp. du matin 38 6 ; pouls 52°.

Ponction lombaire (6me) : 40 cm c. de liquide nettement louche, s'écoulant en gouttes très pressées ;

Temp. du soir 38°.

16-17 mars : Les douleurs de tête se sont atténuées ; temp. matin 36°8 ; soir 36°5. P. 50-60.

18 mars : Le malade est pris, vers quatre heures du matin, d'un tremblement généralisé, en même temps qu'il se plaint de souffrir beaucoup de la tête. Cet accès douloureux dure près de deux heures. Tempér. (vers sept heures du matin) : 37°,8.

A la visite (à 9 heures), le malade est calmé. Mais le pouls est à 108°. Il existe une raideur de la nuque manifeste et un Kernig très accentué. Les réflexes rotuliens sont trouvés normaux des deux côtés ; temp. du soir 37°2.

19 mars : Le malade est dans un état de prostration extrême. Depuis hier, il ne veut rien prendre, et refuse de boire. Le pouls, jusque là plein est fort, et très mou, à 84°. Temp. du matin 36° ; du soir 37°2.

20 mars. L'abattement est moins profond. Le pouls est moins mou (58). Les sécrétions nasales qui s'étaient faites plus rares, sont redevenues, depuis quelques jours, beaucoup plus abondantes.

21 mars : Le pouls a repris sa force et sa plénitude (80). On trouve encore les réflexes rotuliens nets des deux côtés.

27 mars : L'état de dépression intellectuelle persiste toujours. Les douleurs de tête ne sont pas revenues. La raideur de la nuque et le Kernig sont réduits à l'état d'ébauches. La température, depuis le 20 mars, n'a pas dépassé 37°. Mais le pouls s'est élevé graduellement à 100. En outre, le malade qui refuse toute alimentation, maigrit de plus en plus.

28 mars : Quelques instants avant la visite, le malade a expulsé, en une sorte de vomique, une assez grande quantité de crachats purulents, verdâtres. L'auscultation montre seulement un état congestif des deux poumons, avec des râles surtout abondants du côté droit.

Le malade ne cause plus. Il est dans un état d'indifférence absolue. La pâleur de la face s'est accentuée. L'aspect cachectique est de plus en plus prononcé.

La température de ce matin est montée à 38°.

Ponction lombaire (7e) à midi : 35 cmc. de liquide presque clair, à peine opalescent, s'écoulant en gouttes précipitées. Comme nous disposons à cette date de sérum antiméningococcique, nous faisons suivre la ponction lombaire d'une *injection intra-rachidienne de 30 cmc. de sérum* (Dopter).

A 6 heures du soir, on ne constate aucun changement dans l'aspect du malade. La température est de 38°5.

Le malade meurt la nuit suivante, sans agonie.

Autopsie (30 mars). *Examen des centres nerveux*. Après incision de la dure-mère crânienne, les hémisphères cérébraux apparaissent très fortement injectés. L'ablation du cerveau provoque l'écoulement d'une forte quantité de liquide trouble. Au niveau de la base, on constate un exsudat fibrineux peu abondant localisé au bulbe et à la protubérance. La dure-mère rachidienne ne présente aucune anomalie extérieure. Son incision met à nu la moelle qui apparait aussi très fortement injectée, mais ne présente pas trace d'exsudat purulent. On constate seulement un très léger exsudat fibrineux, transparent, au niveau de la partie moyenne de la moelle d'une part, et du renflement lombaire d'autre part.

Examen des organes thoraciques et abdominaux.— Poumons : Adhérences pleurales anciennes au niveau du poumon droit. Les deux lobes supérieurs du poumon droit forment un bloc ferme et rouge foncé, crépitant mal, et dont certains fragments coulent au fond de l'eau. Le lobe inférieur du poumon gauche présente les mêmes caractères.

Cœur : 240 gr. Pas de lésions orificielles, ni parenchymateuses.

Foie : 1 k. 230 gr , de volume normal et de coupe normale.

Rate : 140 gr.,de volume normal et de coupe assez ferme.

Reins, rouges, congestionnés, 130 et 155 gr.

Capsules surrénales d'apparence et de dimensions normales.

Le tube digestif ne présente rien d'anormal sur tout son trajet.

Examens du liquide céphalo-rachidien

1re Ponction (17 février) : 25 cm. de liquide purulent. Polynucléose abondante. Diplocoques ayant les caractères tinctoriaux et l'aspect des méningocoques, mais extra-cellulaires (examen pratiqué 24 h. après la ponction).

L'ensemencement sur gélose et sur bouillon donne au bout de 24 heures de séjour à l'étuve à 37° une colonie seulement de méningocoques sur gélose. Quant au bouillon, une goutte en est ensemencée sur un second tube de gelose, lequel présente au bout d'une nouvelle période de 24 heures, de nombreuses colonies de méningocoques.

2e Ponction (19 février) : 18 cm. de liquide puriforme. Polynucléose toujours prononcée. Microbes beaucoup moins nombreux.

3e Ponction (24 février) :. 3 cmc. de liquide encore franchement trouble. Quelques polynucléaires. Quelques lymphocytes. Rares cellules conjonctives. Pas de microbes.

Cultures négatives.

4e Ponction (27 février) : 12 centim. c. de liquide à peine opalescent. Polynucléose. Quelques lymphocytes. Pas de microbes.

5° Ponction (9 mars) : 30 centim. c. de liquide à peine opalescent. Polynucléose. Quelques lymphocytes. Quelques cellules conjonctives. Pas de microbes.

7° Ponction (le 28 mars) : 33 centim. de liquide presque clair, à peine opalescent. Quelques lymphocytes. Très nombreux diplocoques en grain de café, ne prenant pas le Gram. Quelques cocci, les uns en grappes, les autres en chainettes, prenant le Gram.

Observation IV (*personnelle et inédite*)

P... Pierre, 12 ans, élève à l'établissement scolaire où D... Clovis (observ. III) est domestique, entre à l'hôpital Saint-Joseph, dans le service du Dr Leroux, le 21 février 1909 avec le diagnostic de fièvre typhoïde probable. Il aurait été pris brusquement, le jeudi précédent, 18 février, de vomissements et de maux de tête. Tempér. le soir de son entrée : 39°, 2.

Examen (22 février) : L'enfant se plaint seulement de souffrir de la tête ; son ventre n'est ni rétracté ni ballonné : pas de gargouillement ni de douleur de la fosse iliaque droite ; pas de taches rosées ; rien aux poumons, rien au cœur, rien à la gorge. Pas de vomissements depuis son entrée. Langue sèche ; urines normales. Temp. mat. 38°,2 ; soir 38°,8.

23 février ; Poussée d'herpès au-dessus de la lèvre supérieure du côté droit ; raideur de la nuque : Kernig positif ; un peu de photophobie ; Raie vasomotrice précoce et intense. Le mal de tête est plus fort que la veille. Pouls, 60, régulier et bien frappé ; Temp. du m. 38°, 2 ; du soir 38°, 6. Bains chauds à 38°.

Ponction lombaire : 10 centim. c. de liquide *louche* s'écoulant en grosses gouttes assez rapprochées.

24 février : Aspect plus éveillé. Il souffre moins de la tête. Pouls 60 ; Temp. du mat. 37°,5 ; du soir, 38°, 3.

25 février : L'enfant souffre de moins en moins de la tête. Les réflexes rotuliens sont abolis. Pouls 60. Temp. mat. 37°, 5.

Dans le courant de l'après-midi, l'enfant se plaint sans cesse, souffrant tantôt de la tête et tantôt des membres. La tempér. du soir est de 39°, 5.

26 février : L'enfant ne souffre plus du tout de la tête. Il n'y a plus de raideur de la nuque. Le Kernig est très léger. Les réflexes rotuliens sont toujours absents. Le réflexe plantaire de Babinski se fait en flexion. P. 84 ; temp. m. 38•8 ; soir. 38. On cesse les bains.

27 février : L'enfant demande à manger. Pouls, 68 ; temp. m. 37•6 ; soir 37,4.

28 février, 1er mars : La tempér. reste à 37°. L'enfant s'alimente avec appétit. On trouve encore un peu de Kernig et les réflexes rotuliens manquent toujours.

2 mars. On ne trouve plus de Kernig.

3 mars. Réflexes rotuliens légers, mais nets.

5 mars. La tempér. n'a pas dépassé la normale depuis le 27 février. La guérison paraît complète. Le malade se lève depuis hier.

Ponction lombaire (2e) : 12 centimètres cubes de liquide absolument clair s'écoulant en gouttes assez rapprochées.

11 mars : L'enfant quitte l'hôpital. La guérison paraît complète.

Examens du liquide céphalo-rachidien.

1re Ponction (23 février) : 10 centimètres cubes de liquide louche. Polynucléose très accentuée (polynucléaires en général bien conservés). Pas de microbes.

Les cultures sont restées négatives.

2e Ponction (5 mars) : 12 centimètres, de liquide absolument clair. Pas de cellules. Pas de microbes.

Observation V (*personnelle et inédite*).

B... Jean, 19 ans, infirmier à l'hôpital Saint-Joseph, a maintenu le malade D... Clovis (obs. III), au cours d'une tentative de ponction lombaire, le dimanche 14 février et l'a veillé la nuit suivante. Le lendemain matin, il a quitté le service où il n'était qu'en passant, pour travailler désormais dans un service de chirurgie. Le samedi suivant, *20 février*, il fait des libations copieuses avec un autre infirmier, dans le courant de l'après-midi. Au milieu de la nuit suivante, il est pris brusquement de vomissements abondants et de maux de tête. On croit d'abord à un embarras gastrique, provoqué par les excès éthyliques, et on purge le malade, *le 21*, mais il vomit sa purgation. La température du soir est de 39°. Le lendemain *22 février*, nouvelle purgation, nouveaux vomissements ; température 38°. Le *23*, la température du matin est à 36°4. Le malade se sentant mieux, veut se lever vers midi. Mais il se plaint aussitôt de sensations de vertige et on s'aperçoit qu'il titube en marchant. On le recouche et on le fait passer en salle. La température du soir est de 38°6. La nuit suivante, le malade est en proie à un délire incessant et à une agitation extrême.

Examen (*le 24 février*) : Le malade est maintenant dans un état de prostration prononcée. Le visage est rouge, marbré de plaques violacées. Le malade se plaint de douleurs de tête et de rachialgie lombaire. Raideur de la nuque très marquée. Raideur extrême de tout le rachis. Kernig très accentué. Raie méningitique nette. Pas de réflexes rotuliens. Pupilles dilatées et inégales. Teinte subictérique des conjonctives.

Le foie ne semble ni gros ni douloureux. Rien au cœur ni aux poumons. Albumine en quantité notable dans les urines. Pouls 80 ; tempér. du matin 39°. On met le malade aux bains à 38°.

Ponction lombaire : 3 cmc. de liquide très trouble, puriforme, s'écoulant en gouttes très espacées. Température du soir 38°5.

25 février : Même état d'hébétude complète. Faciès toujours congestionné ; lèvres fuligineuses. On constate un peu de parésie de la jambe gauche. Les réflexes rotuliens sont toujours abolis. Strabisme int. de l'œil gauche. Pupilles très contractées, presque punctiformes. Raie vaso-motrice très accentuée. Pouls 52 ; température matin, 37°8 ; soir, 38°8.

26 février : A la visite du matin, on constate que le bras et la jambe gauches sont complètement paralysés (paralysie flasque). Les réflexes rotuliens restent abolis. Le strabisme int. de l'œil gauche persiste et les pupilles sont encore très contractées. Pouls 60 ; température du matin 39°.

A la contre-visite, on trouve le malade dans le même état de torpeur. Les troubles paralytiques du côté gauche restent identiques. Mais on trouve une ébauche de réflexe rotulien du côté *droit*. Placard érythémateux assez étendu sur la région antérieure de la jambe *gauche*. Pouls 60 ; température du soir, 39°3.

27 février : La raideur de la nuque et le Kernig sont toujours aussi accentués. Le placard érythémateux de la jambe gauche persiste. Il existe encore du strabisme int. de l'œil gauche. Mouvements de nystagmus passagers. Pupilles modérément dilatées, mais réagissant très paresseusement à la lumière. Pouls 80 ; tempér du matin, 38°9 ; du soir 38°3.

Ponction lombaire (2e) à midi : 8 cmc. de liquide d'aspect aussi puriforme que le premier, s'écoulant d'abord en jet, puis goutte à goutte.

28 février. Le malade est toujours couché le dos tourné à la lumière, et la tête en inclinaison fixe et invincible sur l'épaule droite. Il peut, ce matin, faire quelques petits mouvements avec les doigts de la main gauche. Le réflexe rotulien du côté gauche reste aboli. Mais le réflexe droit est exagéré et l'on constate du clonus du pied droit. P. 64. Température du matin : 38·2 ; du soir, 37·7.

1er mars : La torpeur a notablement diminué. Le malade répond avec assez de lucidité aux questions. Il n'existe plus aucun trouble oculaire. La paralysie du bras gauche et surtout de la main gauche est en régression. La mobilisation de la jambe gauche provoque de vives douleurs au niveau du genou, qui n'est cependant ni rouge ni gonflé. Réflexe rotulien gauche toujours aboli. Réflexe rotulien droit encore un peu exagéré. Le réflexe plantaire de Babinski se fait en flexion à droite. A gauche, on ne peut l'obtenir, ni en flexion, ni en extension. P. 92. Température matin 39·2 ; soir, 38·4.

Ponction lombaire (3e) à 2 heures de l'après-midi : On ne parvient à recueillir que quelques gouttes à peine de liquide simplement louche, teinté d'ailleurs par du sang qui semble étranger au liquide céphalo-rachidien.

2 mars : Le malade paraît mieux. De temps en temps, cependant, il est repris de délire tranquille. La main gauche serre maintenant avec beaucoup plus de force, et l'on constate quelques petits mouvements spontanés de la jambe gauche. Pas de changement dans les troubles des réflexes. Le malade boit beaucoup. Il n'a plus d'albumine dans ses urines, qui sont abondantes. Pouls, 100. Temp. mat., 38·6 ; soir, 39·4.

3 mars : Même état. Pouls 120. Temp. mat. 38·8 ; soir 39·8.

Ponction lombaire (4e), à 10 h. du matin : 22 centim. c. de liquide trouble (petit lait), s'écoulant en gouttes rapprochées.

4 mars : Le malade est plus éveillé. Il a maintenant la tête en inclinaison fixe et irréductible sur l'épaule gauche. La paralysie du bras gauche est redevenue plus accentuée.

Réflexe rotulien gauche toujours absent. Réflexe rotulien droit normal. Pouls. 106. Temp. mat. 39· ; soir, 39·2.

5 mars : La lucidité est complètement revenue. Le malade demande à manger. Il ne se plaint plus de la tête. La nuque seule le fait encore souffrir, et la raideur en est toujours très prononcée. L'amplitude des mouvements spontanés du bras gauche augmente, mais ils se font toujours avec une certaine lenteur. Réapparition du réflexe rotulien gauche, mais très faible. P. : 80°. Température matin : 38° ; soir : 39°8.

6 mars : Pendant la nuit, le malade, en se grattant, s'est mis en sang toute la région externe et postérieure de la cuisse droite. Légère desquamation au niveau du placard érythémateux constaté antérieurement sur la région tibiale droite. Le réflexe rotulien gauche est encore retrouvé. Pouls, 72 ; Température du matin, 38°8 ; du soir, 39°6.

7 mars : Même état. P., 96. Température, matin 39° ; soir 39°5.

8 mars : Le malade a été très agité toute la nuit : cris incessants. P. 96. Température du matin 38°6 ; du soir 39°4.

Ponction lombaire (5ᵉ), à 11 heures du matin; 15 centim.c. de liquide trouble, de couleur jaunâtre, s'écoulant très rapidement en gouttes très rapprochées.

9 mars : L'agitation et les cris nocturnes continuent. Le jour, le malade est calme. P. 92. Température, matin 39° ; soir 39°3.

10 mars : La nuit a été plus calme. Le malade souffre toujours un peu de la tête et la nuque est toujours raide. La langue est rouge et très sèche, fendillée. Le malade a une soif ardente ; il boit plus de six litres par jour de tisane, lait, etc. Les mouvements spontanés du bras gauche se font avec plus d'énergie ; la jambe gauche peut exécuter quelques mouvements actifs, et sa mobilisation est beaucoup moins douloureuse que précédemment. Le réflexe rotulien est toujours aboli. P. 100. Température, matin 38°1 ; soir 38°9.

11 mars : P. 88 ; tempér. matin 38° ; soir, 39°3.

12 mars : P. 92 ; tempér. matin 38°2 ; soir, 38°5.

13 mars : P. 80 ; tempér. matin 38°2 ; soir, 39°8.

Ponction lombaire (6°), à 10 heures du matin : On ne parvient à recueillir que quatre centim. c. environ de liquide trouble, d'ailleurs souillé de sang.

14 mars : P. 80 ; tempér. matin 37°5 ; soir, 38°7.

15 mars : P. 80 ; tempér. matin 38° ; soir, 38°2.

16 mars : La paralysie de la jambe gauche est en régression manifeste. Ebauche de réflexe rotulien du côté gauche. Ebauche de Babinski en flexion de ce même côté. Kernig et raideur de la nuque toujours très nets. P. 80 ; tempér. matin 37°4 ; soir, 37°,6.

17 mars : P. 80 ; tempér. matin 38°4; soir 38°6.

18 mars : Amaigrissement de plus en plus prononcé. Le foie est trouvé débordant le rebord costal d'un travers de doigt environ. P. 72 ; tempér. matin, 37°8 ; soir 39°.

19 mars : sueurs profuses. Pouls mou, 104 ; tempér. matin 38° ; soir 37°.

20 mars : P. 96° ; tempér. matin et soir 37°.

21 mars : La nuque est beaucoup moins raide. On trouve nettement le réflexe rotulien du côté gauche. Le réflexe de Babinski se fait nettement en flexion de ce côté. Pouls plein et fort. 72 ; tempér. matin 36°9 ; soir, 37°.

22-23 mars : P. 80 ; tempér. 37° matin et soir.

24 mars · Dans la matinée, vomissements bilieux abondants. P. 100 ; temp. matin 37°4 ; soir 38 7. Collargol intraveineux.

25 mars. Le malade a crié toute la nuit. Vomissements dans la nuit et dans le courant de la matinée. P. 90. Temp. matin 37°, 6 ; soir, 37°, 8.

26 mars. P. 92, Temp. mat. 37°, 8 ; soir 37°, 6. collargol intraveineux.

27 mars : P. 84. Temp. matin et soir 37°.

28 mars : Même état. Le malade crie toujours pendant la nuit. Le jour, il est assez calme. Emaciation extrême, Pouls, 96. Temp, mat. 36, 9 ;

Ponction lombaire (7me) à 11 h. du matin ; 15 centim c. de liquide absolument clair, mais de teinte jaune ambré. Comme nous disposons à cette date de sérum antimeningococcique, la ponction lombaire est suivie immédiatement d'une *Injection intra-rachidienne de 20 centimc. de sérum* (Dopter).

Le malade revu à 6 heures du soir, ne présente aucun changement. Temp. du soir, 36°, 8.

29 mars : Même état. Pouls. 108. Tempér. du mat. 39°.

Ponction lombaire (8me) : on ne parvient à évacuer que 2 à 3 centimc.à peine de liquide presque clair, de couleur jaunâtre.

Injection intra-rachidienne (2e) de 20 centim. c. de sérum antimeningoc. (D[illegible]ter), poussée très lentement et très bien supportée par le malade, qui n'accuse aucune réaction. Temp. du soir, 38°, 6.

30 mars : Même état d'agitation nocturne, et de calme pendant le jour, dont le moindre bruit cependant suffit à le tirer. Pouls 108. Temp. m. 38°, 2 ; soir 38°.

31 mars : A la visite du matin, soubresauts des tendons. Contracture des masseters. Raideur de la nuque très accentuée. P, 84 Temp. mat. 37°, 2.

A 2 heures du soir, le malade entre dans le coma.

A 4 h. 1/2, tempér. 38° 5. Pouls, 112.

Mort à cinq heures du soir.

L'autopsie n'a pu être pratiquée.

Examens du liquide céphalo-rachidien

1re Ponction (24 février) : 3cm c. de liquide puriforme. Polynucléose abondante. Méningocoques.

Cultures : Quelques colonies de diplocoques au milieu des colonies beaucoup plus nombreuses d'un bacille ne prenant pas le Gram.

Cultures de la gorge pratiquées le même jour : microbes variés.

2e *Ponction* 26 février) : 8 centim. c. de liquide puriforme. Polynucléaires altérés et peu nombreux. Méningocoques.

5me *Ponction* (8 mars) : 15 centim. de liquide trouble. Polynucléose. Assez nombreux méningocoques.

7e *Ponction* (28 mars) : 15 centim. c. de liquide absolument clair, de teinte jaune ambrée. Quelques cellules, polynucléaires et lymphocytes, très altérées. Très nombreuses et longues chaînettes de cocci ressemblant au streptocoque.

8e *Ponction* (29 mars) : 3 cm c. de liquide presque clair, de couleur jaunâtre. Globules rouges. Polynucléaires. Quelques lymphocytes. Rares méningocoques.

Cultures : Méningocoque et streptocoque associés.

Observation VI (*personnelle et inédite*).

Fr... Jules, 14 ans, pâtissier, entre à l'hôpital Saint-Joseph, dans le service du Dr Leroux, le 24 février 1909.

Il ne présente aucun antécédent pathologique. Il habitait Auteuil depuis le 23 janvier précédent. Auparavant, il habitait dans le quartier de Charonne, avec son père, pâtissier ambulant, et suivait avec lui les régiments dans leurs marches, et le plus souvent le 31e de ligne.

Examen à l'entrée (le 24 février, à une heure de l'après-midi) : L'enfant raconte qu'il est tombé malade brusquement, le 15 février. Le matin de ce jour, il s'est éveillé avec mal à la tête et, quand il a voulu se lever, il a senti ses jambes se dérober sous lui. Toute la journée, il a eu des vomissements abondants et de la diarrhée. Les jours suivants, les vomissements se sont reproduits ; ils étaient accompagnés de céphalalgie occipitale. Le malade ne peut préciser quel jour il s'est alité et, quand on le presse davantage, ses pensées se brouillent, il répond à côté.

Il est couché en chien de fusil, tournant le dos à la lumière. Son visage est rouge, vultueux, et présente une grosse vésicule d'herpès au-dessus de la lèvre supérieure du côté droit. Raideur de la nuque extrêmement marquée. Kernig très prononcé. Réflexe rotulien aboli des deux côtés. Réflexe plantaire de Babinski en flexion des deux côtés. Pas de paralysies. Raie méningitique nette. Ventre souple, un peu déprimé. Pas de troubles oculaires ; pas de troubles du côté des oreilles. Langue rouge et dépouillée sur la zone médiane, blanche sur les côtés ; dans son ensemble, sèche, rôtie. Le foie n'est ni gros ni douloureux. Rien au cœur. Rien aux poumons ; pas d'altération du rythme de la respiration. Pas de troubles sphinctériens. Pouls, 120 ; tempér. 38°, 2.

Ponction lombaire (à 3 heures de l'après-midi) ; 4 centim. c. de liquide franchement trouble, de couleur jaunâtre, s'écoulant en gouttes espacées. Tempér. du soir, 40°.

25 février : Le malade délire. L'herpès s'est étendu considérablement. Il atteint maintenant la commissure labiale du côté droit, empiète sur le revêtement cutanéo-muqueux de la lèvre et dépasse en outre la ligne médiane. De plus on constate un placard d'herpès isolé, en plein milieu de la joue droite. Raideur de la nuque toujours très prononcée ainsi que le Kernig. Persistance de l'abolition des réflexes rotuliens. Hyperesthésie des téguments. Selles de consistance normale (par lavement). Ni sucre, ni albumine dans les urines. P. 108 Temp. mat. 38°6 ; s. 36° 0. Bains à 38°.

26 février. A la visite du matin, même délire tranquille. Pupilles très dilatées. P. 96 ; tempér. du mat. 38°9.

A 3 h. de l'après-midi, même état. On constate une poussée d'herpès à la commissure labiale gauche. Les pupilles ont des dimensions normales. Tempér. du soir 39°8.

27 février : Pas de changement. P. 116. Temp. mat. 38·4 ; soir 38·4.

28 février : Se plaint encore beaucoup de la tête, et demande sans cesse à boire. Tête en inclinaison fixe sur l'épaule gauche et impossible à mobiliser sans arracher des cris au malade. On trouve nettement les réflexes rotuliens, des deux côtés. P. 84 ; tempér. mat. 37·3 ; soir 39°.

1er mars : Il a moins de délire, et demande à manger. Les réflexes rotuliens sont de nouveau abolis. P. 100 : tempér. matin 39·6 ; soir 37·6.

Ponction lombaire (2me), à 3 h. du soir : 18 cmc. de liquide simplement louche, opalescent, s'écoulant en gouttes pressées.

2 mars : La nuit a été plus calme. La lucidité est complètement revenue. L'enfant se plaint encore un peu de la tête. P. 92 ; tempér. mat. 39° ; soir 39°.

3 mars : Même état. P. 104 ; temp. mat. 38·2 ; soir 38·4.

4 mars : Les réflexes sont toujours abolis. P. 96 ; temp. mat. 37° ; soir 39°.

5 mars : Poussée d'herpès sur le pavillon de l'oreille gauche. Raideur de la nuque beaucoup moins marquée. Kernig faible. On trouve nettement les réflexes rotuliens, des deux côtés. P. 96 ; temp. mat. 37·2 ; soir 39°.

6 mars : L'enfant ne souffre plus du tout de la tête. Il n'y a plus trace de raideur de la nuque. Les réflexes rotuliens sont normaux, des deux côtés. Il persiste seulement du Kernig. Pouls 96 ; température matin 37·4 ; soir, 38·4.

7 mars : L'enfant s'est plaint toute la nuit de la tête et de la région lombaire. Ce matin les douleurs ont cessé. P. 96 ; tempér. matin et soir 37°8.

8 mars : Céphalalgie frontale. Pouls 120 ; tempér. matin 39·2. Il mange cependant avec appétit.

Ponction lombaire (3e), à 11 h. du matin : 20 centim. c. de liquide trouble, s'écoulant en jet.

Température du soir 38°2.

9 mars : Pouls 120 ; température, matin 38°2 ; soir 39 8.

10 mars: L'enfant a dormi toute la nuit sans interruption. La température du matin est tombée à 36° ; le pouls est à 84.

Vers dix heures du matin, le malade est pris brusquement d'un mal de tête intense, qui lui arrache des cris déchirants. Il souffre ainsi pendant plusieurs heures, puis les douleurs s'atténuent progressivement, et finissent par disparaître complètement dans la soirée. Température du soir 39°.

11 mars : Aucune douleur de tête. Pouls 100 ; température matin 37° ; soir 38°3.

12 mars : Pouls 112 ; température, matin 38 ; soir 36 6.

13 mars : Toute la nuit, l'enfant a crié en se plaignant de la tête. Le pouls est à 124 et la tempér. (matin) à 39°2.

Ponction lombaire (4e), à 10 heures du matin : 17 cm. c. de liquide opalescent, s'écoulant en gouttes très rapprochées Température du soir, 36°.

14 mars : Nuit calme. Mais, depuis son réveil, il se plaint de douleurs de tête intenses. Pouls 108 ; température du matin 37° ; soir 39°.

15 mars : Aucune douleur de tête. Pouls 100 ; tempér. matin 36° ; soir 36 4. Diurèse abondante.

16 mars : Pouls 84 ; température matin 36° ; soir 36°2. Trois litres et demi d'urine.

17 mars: Reprises de douleurs de tête très intenses, qui lui arrachent des gémissements incessants. La diurèse est toujours aussi abondante. P. 96 ; température matin 36°2 ; soir 38°7.

18 mars : Ne souffre plus de la tête et s'alimente avec appétit. On trouve encore du Kernig. Le foie déborde d'un travers de doigt le rebord costal, et est un peu douloureux. La région splénique est également douloureuse et la rate est appréciable à la percussion. P. 100 ; temp. m. 36°7 ; soir 37°1.

19 mars : P. 84 ; tempér. du matin 35°5. Dans l'après

midi, le malade vomit, à plusieurs reprises ; temp. du soir, 37°7.

20 mars : P. 108 ; temp. m. 36°8 ; soir, 36°4.

21 mars : P. 92 ; temp. m. 36° ; soir 37°.

22 mars : Les maux de tête ont repris dans la nuit et persistent encore au moment de la visite. Abondantes sécrétions nasales et buccales. Pupilles dilatées, mais égales. Petits mouvements convulsifs des globes oculaires. Pouls, 116 ; tempér. du matin, 39°. Toute la matinée, vomissements.

Ponction lombaire (5°), à 11 heures 1/2 du matin : 30 centim. c. de liquide louche, s'écoulant en gouttes très rapprochées ; temp. du soir, 38°4.

23 mars . Ne souffre plus de la tête. Pas de nouveaux vomissements. P. 100 ; temp. m. 37° ; soir, 37°8.

24-29 mars : Même état que le 23 mars, avec une température oscillant entre 36°5 et 37, et un pouls inférieur à 100.

30 mars : A la visite du matin, l'amélioration constatée les jours précédents se maintient la même. Le malade, très éveillé, ne présente plus aucun symptôme méningé. Il s'asseoit seul dans son lit, et mange avec appétit. Tempér. du matin 36°4.

Dans la soirée, par contre, il est pris de douleurs lombaires intenses, qui se prolongent toute la nuit. Tempér. du soir 36 5.

31 mars : A la visite du matin, on le trouve dans un état de prostration extrême. Depuis son réveil, il souffre de la tête à un degré intense. Hypéresthésie des téguments. Kernig très accentué. Pouls à 120 ; temp. du matin à 36°8.

Il reste dans le même état toute la journée, refusant absolument de s'alimenter. Temp. du soir 38°.

1er avril. Il présente encore un certain degré de prostration. La nuit, cependant, a été calme, et les douleurs de tête sont moins fortes. P. 108. Temp. du matin, 37°.

Ponction lombaire (6°), à 10 h. 1/2 du matin : 35 cmc. de liquide opalescent, s'écoulant en gouttes très rapprochées.

Ayant à cette date du sérum anti-méningococcique, nous pratiquons, à la suite de la ponction, une *injection intra-rachidienne de 20 centim. c. de serum* (Kolle).

Les douleurs de tête continuent pendant le reste de la journée, et l'enfant refuse encore de s'alimenter. Temp. du soir, 38°8.

2 avril : La nuit a été très calme. L'enfant est beaucoup plus éveillé ce matin, que les jours précédents. Il ne souffre plus de la tête. Mais il persiste encore une raideur considérable de tout le rachis. P. 108. Temp. du mat. 37°6 ; soir, 37°8.

3 avril : L'amélioration persiste. Le malade demande à manger. Il peut s'assoir seul sur son lit, mais en ramenant préalablement les jambes sous le siège. Temp. du mat. 36°4 : du soir, 37.

4 avril : A la visite du matin, il semble dans le même état que la veille. Temp. 36°4.

Vers 11 heures moins le quart, il est prit brusquement d'une rachialgie lombaire, qui lui arrache des cris déchirants, ameutant tout le pavillon. Nous le voyons immédiatement. Il a le visage congestionné et ruisselant de larmes. Le pouls est à 100. On ne constate aucun autre symptôme. Une injection de morphine n'amène aucun soulagement. La crise continuant toujours aussi douloureuse, on fait une *ponction lombaire* (7e), à 11 heures 1/4. Le liquide céphalo-rachidien s'écoule d'abord en un jet de plusieurs centimètres d'amplitude, puis moins ample, et enfin en grosses gouttes très rapprochées. Dès l'évacuation des premiers centimètres cubes de liquide l'enfant s'arrête de pousser ses cris incessants, et se plaint seulement par intermittence, toujours au niveau de la région lombaire. Un peu plus tard, il accuse des douleurs assez vives dans les jambes. On retire 45 cmc. de liquide légèrement louche. *Injection intra-rachidienne*

(2me) de 20 centim. c. de *sérum antiméning.* (Kolle). Nous revoyons l'enfant dix minutes plus tard. Il est très calme, se sent beaucoup mieux, bien qu'il souffre un peu de la région lombaire. Le pouls est à 120.

Tempér. du soir 37°.

4 avril : Le malade ne souffre plus du tout, et mange avec appétit Mais il existe encore un Kernig manifeste. P. 88. Temp. matin 36°, 8 ; soir 37°, 2.

6 avril : P. 80 Tempér. matin 36° ; 36°, 9. Dans l'après-midi, reprise de rachialgie lombaire, qui cède rapidement.

7 avril : Tempér. du matin, 36°, 4. Pouls, 96. Dans le courant de la matinée, reprise de rachialgie lombaire, assez intense. *Ponction lombaire* immédiate (8e) qui donne issue à 45 cmc. de liquide louche, s'écoulant en grosses gouttes rapprochées. Le manque momentané de sérum anti-meningococcique empêche de faire suivre la ponction d'une injection intra-rachidienne. Cependant dès après la ponction, l'enfant cesse de se plaindre des reins et passe une journée et une nuit très calmes. Tempér. du soir 37°, 2.

8 avril : P. 96. Temp. du matin 36°, 4. L'enfant ne souffre de nulle part et ne présente aucun symptôme méningé. Cependant, pour prévenir de nouvelles crises de rachialgie, on décide de faire une sérothérapie intensive.

Ponction lombaire (9e), à 9 heures et demi du matin : 41 centim.c. de liquide absolument clair et incolore, tenant en suspension quelques filaments, et s'écoulant en gouttes assez rapprochées.

Injection intra-rachidienne (3e): 20 centim. c. de sérum anti-meningo. (Kolle). L'injection est poussée très lentement. A peine cependant a-t-on introduit ainsi quelques centimètres cubes de sérum, que le malade commence à se plaindre de secousses électriques dans les jambes. Ces douleurs cessent d'ailleurs dès la fin de l'injection.

Température du soir : 38°6.

9 avril : Température du matin, 37°6. P. 96.

Ponction lombaire (10e), à 2 heures du soir : 45 centim. c. de liquide qui s'écoule d'abord en jet, puis en grosses gouttes très rapprochées. Ce liquide est presque clair, à peine louche, mais il présente une *coloration jaune*, absolument comparable à celle du sérum anti-meningococcique.

Injection intra-rachidienne (4e): 20 centim. c. de sérum (Kolle). L'enfant accuse encore des secousses électriques dans les membres inférieurs. Dès l'injection terminée, ces douleurs s'atténuent, mais reparaissent encore par intermittence pendant quelques instants.

Une heure après ces opérations, l'enfant se met tout à coup à pousser des cris perçants, en se plaignant de douleurs atroces dans les membres inférieurs, douleurs qui s'atténuent considérablement en faisant asseoir le malade dans un fauteuil, les jambes pendantes, et qui finissent par disparaître totalement au bout d'une demi-heure. Température du soir, 37°.

10 avril: La nuit a été assez calme, entrecoupée cependant d'élancements dans les jambes. Le Kernig persiste toujours nettement. Température, matin 37° : soir 37°2.

11 avril : L'enfant paraît bien et ne souffre de nulle part. Pas de température. Mais, en le découvrant, on constate une éruption urticarienne généralisée avec prédominance à la face antérieure du tronc et des cuisses et à la face dorsale des poignets. L'enfant raconte qu'il a été pris dans la soirée de la veille de démangeaisons assez vives. Il n'accuse aucune douleur dans les articulations.

12 avril : L'éruption est en décroissance. Pas de température. Dans la soirée, le malade se plaint, mais pendant quelques instants seulement, d'une légère rachialgie lombaire.

14 avril : *Ponction lombaire* (11e) : 30 centim. c. d'un liquide à peine louche, presque clair, mais qui présente encore une *coloration jaune*, un peu plus pâle cependant que celui du 9 avril. On ne pratique pas d'injection de sérum.

15-20 avril : Même état satisfaisant. Pas de tempér. Pas de reprise de douleurs.

21 avril : Le malade se lève et peut faire quelques pas sans difficulté, mais sa démarche est raide.

28 avril : L'enfant se lève depuis 8 jours. Il conserve encore une certaine raideur du rachis, que la marche met en évidence. Il persiste encore un très léger Kernig.

Ponction lombaire (12e) : 22 centim. c. de liquide absolument clair et incolore, s'écoulant d'abord en jet, puis goutte à goutte.

L'enfant quitte l'hôpital *le 16 mai 1909*. A cette date, la guérison se maintient complète. La raideur rachidienne a disparu insensiblement.

A la date du 25 mai, la guérison se maintenait entière.

Examens du liquide céphalo-rachidien.

1re *Ponction* (*24 février*) : 4 cmc. de liquide franchement trouble. Poynucléose. Méningocoques.

Cultures non pures, sur gélose.

2e *Ponction* (1er mars) : 18 cmc. de liquide louche. Assez nombreux globules rouges peu altérés. Quelques lymphocytes. Méningocoques. Cultures négatives.

3e *Ponction* (8 mars): 20 cmc. de liquide trouble. Polynucléaires. Quelques lymphocytes et quelques cellules conjonctives. Pas de microbes.

4e *Ponction* (13 mars) : 17 cmc. de liquide opalescent. Polynucléaires.

5e *Ponction* (22 mars) : 30 cmc, de liquide louche. Polynucléose. Quelques lymphocytes. Pas de microbes.

6e *Ponction* (1er avril) : 35 cmc. de liquide opalescent. Ni cellules ni microbes.

7e *Ponction*, après sérum (4 avril) : 45 cmc. de liquide légèrement louche. Polynucléose abondante. Quelques lymphocytes. Pas de microbes. Mais la cult. sur gélose donne des colonies de méningocoques.

10e Ponction (9 avril) : 45 cmc. de liquide presque clair, de couleur jaune analogue à celle du sérum. Assez nombreux lymphocytes. Pas d'autres cellules. Pas de microbes.

Les cultures sur gélose sont restées stériles.

11e Ponction (14 avril) : 30 cmc. de liquide un peu moins jaune. Globules rouges. Lymphocytes assez rares. Pas de polynucléaires. Pas de microbes. Les cultures sur gélose sont restées stériles.

12e Ponction (28 avril) : 22 cmc. de liquide absolument clair et incolore. Ni cellules ni microbes. *Les cultures sur gélose ascite* sont restées négatives.

OBSERVATION VII (*Personnelle et inédite*).

R.... André, 11 ans et demi, venant du même établissement scolaire que D... Clovis (obs. III), et que P... Pierre (obs. IV), entre à l'hôpital Saint-Joseph, dans le service du Dr Leroux, le 26 février 1909.

L'entourage raconte qu'il a été pris brusquement, la veille au soir, jeudi 25 février, d'un mal de gorge accompagné de maux de tête. La nuit suivante, vomissements à plusieurs reprises. Le lendemain matin, la température est à 38°5. Dans la matinée, l'enfant est repris de vomissements. On l'envoie dans la soirée du même jour à l'hôpital. *A son entrée à l'hôpital*, l'enfant est dans un état de prostration marquée, on constate une raideur extrême de la nuque. La température est à 39°2. On lui donne immédiatement un bain à 38°, qui le fait sortir un peu de sa torpeur. Toute la nuit suivante, il vomit et il délire.

Examen (Samedi matin 27 février) : Enfant d'apparence chétive, en proie à un délire incessant, mais tranquille. Raideur de la nuque manifeste. Kernig très accentué. Réflexes rotuliens abolis. Un peu de strabisme int. de l'œil gauche. Aucun trouble pupillaire. Rien du côté des oreilles. Aucune éruption. Pas de troubles de la sensibilité. Le malade est constipé et les urines contiennent un peu d'albumine. Pouls, petit et irrégulier, 120 ; tempér. du matin 39°.

Ponction lombaire (à 1 h. 1/12 du soir) : 9 centim. c. de liquide franchement trouble, puriforme, de couleur jaune rougeâtre, s'écoulant en gouttes pressées.

Bains à 38°, dans la journée. Temp. du soir 38°1.

28 février : Délire moins intense. Raideur de la nuque et Kernig toujours fortement accusés. On trouve nettement les réflexes rotuliens des deux côtés. Raie méningitique très nette. Le malade demande sans cesse à boire. Pouls 120 (régulier). Tempér. matin 38° 6 ; soir 38° 6. On continue les bains chauds, dans lesquels le malade paraît éprouver un soulagement intense.

17 mars : Sécrétion muco-purulente des conjonctives. La raideur de la nuque est toujours très prononcée. La tête est renversée en arrière et le malade présente une forte ensellure lombaire, que tous les efforts sont impuissants à corriger. On ne trouve plus les réflexes rotuliens. Le réflexe plantaire de Babinski se fait en flexion. Urines ; albumine en augmentation ; pas de sucre. Pouls, 108. Tempér. du matin 39° 2 ; soir, 39° 4.

Ponction lombaire (2°), à 2 heures du soir : 20 cmc. de liquide franchement puriforme, un peu moins cependant que le premier ; il s'écoule d'abord en jet, puis en gouttes pressées.

2 mars : Même état. Pouls 120. Tempér. matin 38°6 ; soir 39° 6.

3 mars : Moins de délire. La raideur de la nuque est moins accentuée et l'ensellure lombaire a disparu. Mais le Kernig reste très accusé. Strabisme int. de l'œil droit ; le malade dit qu'il voit double. Selles spontanées, non diarrhéiques. Pouls 132. Tempér. matin 39° 2 ; soir 39° 4.

Ponction lombaire (3°) à 11 heures du matin : 15 cmc. de liquide franchement puriforme, jaune verdâtre, s'écoulant goutte à goutte.

4 mars : L'enfant ne délire plus. La céphalée frontale persiste.

Le strabisme int. de l'œil existe encore. En outre, on constate un erythème scarlatiniforme localisé au dos et aux cuisses, avec pour centre la zone où ont été pratiquées les ponctions lombaires (il convient de remarquer que la désinfection de la peau pour les ponctions lombaires a été faite jusqu'ici, chez ce malade, avec une solution très forte de sublimé). Les urines ne contiennent plus d'albumine. Pouls 100 ; Tempér. matin 39°2 ; soir 39°4.

6 mars : Même état. P. 120 : temp. mat. 39°1 ; soir 39°4.

Ponction lombaire (4me) : 9 centim. de liquide encore trouble, presque puriforme.

7-9 mars. Même état. Tempér. entre 38° et 39°. Pouls autour de 120.

Ponction lombaire (5me), le 9 mars : 12 cmc. de liquide simplement louche, à reflets jaunes verdâtres.

10 mars : Le strabisme interne de l'œil droit disparaît complètement, par moments. La langue est très rouge, très sèche, un peu fendillée. Les réflexes rotuliens sont toujours abolis. P. 132 ; temp. mat 39°4 ; soir 39°2.

11 mars : L'état psychique s'améliore de plus en plus. Mais le malade maigrit, et, depuis la veille, il a une diarrhée fétide et abondante. P. 140 ; temp. mat. 39°4 ; soir 38°7.

Ponction lombaire (6me) : 30 centim c. de liquide à peine louche, s'écoulant goutte à goutte.

12 mars : P. 136 ; tempér. mat. 38°2 ; soir 38°6.

13 mars. P. 120 ; tempér. mat. 40°3 ; soir 38°.

Ponction lombaire (7me) à midi : 22 cmc. de liquide presque clair, à peine opalescent, s'écoulant en gouttes pressées.

14-15 mars : P. 120 ; tempér. entre 38° et 39°.

16 mars : La diarrhée a cessé. P. 136 ; tempér. mat. 39 ; soir 39°5.

Ponction lombaire (8me) à 11 h. du matin : 16 cmc. de liquide franchement louche, s'écoulant à gouttes pressées.

17-18 mars : Température entre 38°5 et 39°5.

Ponction lombaire (9ᵉ) le 18 mars : 17 cmc. de liquide franchement trouble, s'écoulant en gouttes rapides.

19-20 mars : Hypoacousie. Température aux environs de 38°5, matin et soir.

Ponction lombaire (10ᵉ), le 20 mars : 10 cm. c. de liquide franchement trouble, plutôt puriforme.

22 mars : Prostration extrême. Sueurs profuses. Reprise de la diarrhée. Visage très pâle, nez pincé, lèvres fuligineuses. Strabisme divergent très accentué. Soubresauts des tendons. Raideur extrême de la nuque. Kernig très prononcé. On trouve nettement les réflexes rotuliens des deux côtés. Pouls 144 ; température matin 39° ; soir 39°6.

Ponction lombaire (11ᵉ) : Ne ramène pas une goutte de liquide.

23 mars : Même état. Accélération de la respiration. Le malade n'a pas uriné depuis la veille ; une sonde introduite dans la vessie ne ramène pas une goutte d'urine. Pouls 152 ; température matin 38° ; soir 38°6.

24 mars : Gros râles congestifs dans toute la poitrine. Pouls 140 ; température matin 38°5 ; soir 38°4.

25 mars : Pouls 160 ; température matin 39° ; soir 39°5.

26 mars : Pouls 150 ; température matin 39°8 ; soir 40°3.

Ponction lombaire (12ᵉ) : Ne donne issue qu'à quelques gouttes de liquide puriforme.

27 mars : Pupilles dilatées et inégales. Respiration irrégulière et bruyante (40). Pouls 160. Température matin 39°6.

Dans l'après-midi, le pouls devient incomptable. La température monte à 40°6. La mort survient à 5 heures du soir.

L'autopsie n'a pu être pratiquée.

Examens du liquide céphalo-rachidien.

1ʳᵉ ponction (27 février) : 9 cmc. de liquide puriforme. Polynucléose, quelques méningocoques.

Cultures positives, mais pas pures.

2e ponction(1er mars) : 20 cmc. de liquide puriforme. Polynucléose. Quelques méningocoques.

Cultures : Fines colonies constituées par des méningocoques, de gros cocci et des bacilles ne prenant pas le Gram.

L'ensemencement du muco-pus des conjonctives n'a pas donné de résultat.

7e ponction (13 mars) : 22 cmc. de liquide presque clair, à peine opalescent. Polynucléose peu abondante. Rares lymphocytes. Très rares méningocoques.

9e ponction(18 mars) : 17 cmc. de liquide franchement trouble. Polynucléaires abondants, assez bien conservés. Méningocoques très rares.

10e ponction (20 mars) : 10 cmc. de liquide puriforme. Polynucléaires. Assez nombreux lymphocytes. Pas de microbes.

Observation VIII (*Personnelle et inédite*)

V... Raymond, 8 ans, venant du même établissement scolaire que D... Clovis (obs. III), que P... Pierre (obs. IV), et que R... André (obs. VII), et où il était voisin de lit de R... André, entre à l'hôpital Saint-Joseph dans le service du Dr Leroux, le 2 mars 1909.

On donne sur lui les renseignements suivants. Bonne santé antérieure, à part une rougeole et une varicelle dans la première enfance. Il a commencé à se sentir fatigué la veille, 1er mars, où il s'est plaint toute la journée de souffrir de la tête. La nuit suivante, il a été pris de vomissements. Le 2 mars, au matin, il avait 38° de température, ce qui a déterminé son envoi immédiat à l'hôpital.

Examen à son entrée (le 2 mars, à midi) : Enfant d'apparence très robuste, plongé dans une torpeur profonde, dont tous les appels ne peuvent réussir à le faire sortir. De temps en temps, il laisse seulement échapper une plainte sourde.

Raideur de la nuque très prononcée, dont la recherche suffit à provoquer des vomissements, qui viennent sans effort, et sans même que l'enfant remue la tête. Kernig très accentué. Réflexes rotuliens normaux. Pas de troubles vaso-moteurs. Pas d'éruption. L'examen des yeux et des oreilles est négatif.

Ponction lombaire : 20 centimètres cubes de liquide franchement trouble, puriforme, s'écoulant en gouttes pressées. Tempér. du soir, 38°5.

3 mars : L'enfant a eu dans la nuit plusieurs vomissements, dont le dernier est constitué par du sang rouge en assez grande quantité avec caillots. A la visite du matin, l'enfant est beaucoup plus éveillé que la veille. Il répond aux questions avec une entière lucidité. Il se plaint de souffrir de la tête au niveau du front.

Un peu d'exagération des réflexes rotuliens. Persistance du Kernig et de la raideur de la nuque. Raie méningitique nette. Pupilles dilatées et inégales. Un peu d'albumine dans les urines.

P. 100. Température, matin 37°2 ; soir 39°4.

Le malade est mis aux bains chauds à 38°.

4 mars : Quelques vomissements pendant la nuit. Agitation, délire incessant. Les réflexes rotuliens sont abolis. Le réflexe plantaire de Babinski se fait en flexion. Strabisme externe de l'œil droit. Pupilles égales, mais très contractées. Pouls 120. Température du matin 39° ; soir 38°6.

Ponction lombaire (2°), à 11 heures du matin : 18 cmc. de de liquide franchement trouble, puriforme, s'écoulant en gouttes pressées.

5 mars : Est plus calme. Pas de nouveaux vomissements. Pupilles égales et modérément dilatées. Strabisme interne de l'œil gauche. Les réflexes rotuliens restent abolis. Langue sale et rôtie. Lèvres fuligineuses. Narines rouges et croûteuses. Albumine en quantité notable dans les urines. P. 108. Température, matin 39°4 ; soir 40°2.

6 mars : P. 120. Température matin, 39°6 ; soir 39°. L'enfant paraît entendre moins bien.

Ponction lombaire (3°), à 11 heures du matin : 16 cmc. de liquide un peu moins trouble que le précédent, s'écoulant en jet.

7 mars : Apparition, dans la matinée, de quelques vésicules d'herpès sur la partie médiane du dos de la main droite. Les urines ne contiennent plus d'albumine.

P. 120. Température, matin 39°4 ; soir 39°6.

8 mars : L'herpès a gagné le dos du poignet droit. On constate en outre une rougeur symétrique au niveau du dos de la main gauche, mais sans vésicules. L'enfant est complètement sourd. Stomatite intense, avec exsudats sur la face int. des joues. Persistance du strabisme int. de l'œil gauche. Réflexes rotuliens toujours abolis. P. 120. T. mat. 39°6 ; soir 39°.

9 mars : Strabisme moins accentué. Ebauche des réflexes rotuliens. P. 132. Temp. mat. 38°2 ; soir 39°2.

Ponction lombaire (4°) : ne donne issue qu'à quelques gouttes de liquide purulent, grumeleux, très épais et très visqueux.

10 mars : Le strabisme de l'œil gauche a complètement disparu. La surdité reste complète. P. 100. Temp. mat. 38°5 ; soir 37°8.

11-13 mars : Pouls autour de 110. Tempér. n'atteignant pas 39.

14 mars : On trouve nettement les réflexes rotuliens des deux côtés. P. 116. Temp. mat. 38°2 ; soir 39°. Dans l'après-midi, reprise des vomissements.

15 mars : P. 120. Temp. mat. 38°8 ; soir 39°8.

Ponction lombaire (5°) : 4 cmc. seulement de liquide à peine louche, très fluide, s'écoulant en gouttes très espacées.

16 mars : Dès qu'on remue l'enfant, il est pris de nausées.

On ne retrouve plus les réflexes rotuliens. L'examen de l'ouïe au diapason montre que la surdité est complète. Tempér. du matin 39°4 ; soir 37°6.

Ponction lombaire (6°) à 11 h. du matin : 14 cmc. de liquide à peine louche, opalescent, s'écoulant en gouttes rapprochées.

17 mars : P. 140 ; temp. mat. 38° ; soir 38.

18 mars : Agitation marquée. Temp. mat. 38°3 ; soir 38°7.

Ponction lombaire (7°) à 10 h. 1/2 du matin : 30 cmc. de liquide franchement trouble, puriforme, s'écoulant en gouttes de plus en plus pressées.

19 mars : P. 140 ; temp. mat. 38°7 ; soir 38°5.

20 mars : Torpeur très prononcée. P. 130 ; temp. mat. 38°2 ; soir 38. Dans le courant de la journée, vomissements.

Ponction lombaire (8°) à midi : 8 cmc. de liquide franchement trouble, puriforme, s'écoulant en gouttes espacées.

21 mars : L'enfant a vomi pendant toute la nuit précédente. Le matin, la température est à 37°4. Il est couvert de sueurs, et a des pupilles dilatées.

Toute la journée, vomissements incessants, dilatation de plus en plus marquée des pupilles ; regard fixe et indifférent. L'enfant est emmené par sa mère dans la soirée.

26 mars : Nous sommes appelé à le voir par le médecin traitant. *Ponction lombaire* (9°) : 9 cmc. de liquide puriforme.

28 mars : Respiration irrégulière. Pupilles dilatées et inégales. Marbrures violacées de la peau. Vomissements au moindre mouvement. Pouls mou et irrégulier. L'amaigrissement est maintenant très prononcé.

Ponction lombaire (10°) : Ne donne issue qu'à quelques gouttes de liquide purulent, extrêmement visqueux. La très faible quantité de liquide soustrait empêche de pratiquer une injection de sérum anti-méningococcique, dont nous avons à notre disposition à ce moment.

29 mars : Respiration plus régulière ; pouls à 120, mais plein et régulier.

Ponction lombaire (11°), à 5 heures du soir : 12 cm. c. de liquide franchement trouble, puriforme.

Injection intra-rachidienne de 20 cm. c. de sérum (Kolle). Température prise après l'injection : 37°.

30 mars : Agitation toute la nuit. Les vomissements sont moins fréquents. Pupilles un peu plus dilatées que la normale, mais égales. Pouls, 120, inégal ; tempér. à 6 heures du soir 37°.

31 mars : Tempér. du matin 36°4. Quand nous voyons le malade, il est dans un état de prostration extrême et présente des pupilles dilatées au maximum.

Ponction lombaire (12°) à 4 heures du soir. On ne parvient à recueillir que 2 à 3 cm.c.de liquide très visqueux, trouble.

Une injection intra-rachidienne (2me) *de 20 cm.c. de sérum* (Kolle) est cependant poussée, avec une extrême lenteur. Elle ne provoque aucune réaction de la part du malade.

1er avril : Tempér, du matin, 37°3. Les pupilles sont revenues à des dimensions normales. Mais les vomissements ont repris et l'enfant présente des secousses convulsives des bras et des mains. Pouls 152.

L'enfant meurt dans la soirée.

Examens du liquide céphalo-rachidien.

1re Ponction(2 mars) : 20 cm.c. de liquide puriforme. Polynucléose. Pas de microbes. Cultures négatives.

4e Ponction(9 mars) : 30 cm.c. liquide purulent,grumeleux. Polynucléaires.

7e Ponction(18 mars) : 30 cm.c. de liquide puriforme. Polynucléaires très abondants, assez bien conservés. Quelques grands mononucléaires. Quelques méningocoques.

8e Ponction(20 mars) : 8 cm.c. de liquide puriforme. Très nombreux polynucléaires, assez altérés. Quelques grands mononucléaires. Très rares lymphocytes. Méningocoques extrêmement rares.

11e Ponction(29 mars): 12 cm.c.de liquide puriforme.Nombreux globules. Diplocoques rares, au milieu de cocci groupés en chainettes ou en amas et prenant le Gram.

Observation IX (*Personnelle et inédite*)

B... Alice, 4 ans et demi, demeurant à L... (Seine), entre à l'hôpital Saint-Joseph dans le service du Dr Leroux, le 23 mars 1909.

Les renseignements fournis sont les suivants : Aucune maladie antér. ; santé parfaite jusqu'à ces derniers temps. Il n'y a pas eu de malade présentant des symptômes analogues dans le village qu'elle habite. Mais on finit par savoir que ses parents, débitants de boisson, ont reçu, quelques jours auparavant, la visite d'un soldat permissionnaire venant d'une garnison où sévit actuellement une petite épidémie de méningite cérébro-spinale.

Le samedi précédent, 20 mars l'enfant qui, les jours précédents, s'était plainte à plusieurs reprises de souffrir dans la tête, surtout à la nuque, a été prise brusquement de vomissements. Le lendemain, elle est très abattue, se plaint continuellement de la tête et vomit encore. Cet état persiste les jours suivants, et l'enfant est amenée à l'hôpital dans la soirée du mardi 23 mars ; tempér. à son entrée 38°8.

Examen (24 mars) : Enfant d'aspect robuste, couchée en chien de fusil le dos tourné à la lumière. Ce qui frappe tout d'abord dans son attitude,c'est le renversement très prononcé de la tête en arrière, et qui résiste à toutes les tentatives de réduction. Il existe d'ailleurs une raideur très prononcée de tout le rachis et un Kernig à un degré élevé.Hypéresthésie des téguments. Raie vaso-motrice nette. Réflexes rotuliens normaux. Aucun trouble du côté des yeux et des oreilles. Pas d'éruption cutanée. Poumons et cœur normaux. P. 180 ; tempér. du matin 40°.

Ponction lombaire, à 11 heures 1/2 du matin : 7 centimètres cubes de liquide trouble, puriforme, de couleur roussâtre, s'écoulant en gouttes espacées. Bains chauds à 38° ; temp. du soir, 39°2.

25 *mars* : P. 136 ; temp. matin 37°6 , soir 38°2. Mêmes symptômes.

26 *mars* : L'enfant est plus éveillée, reconnait les gens et répond aux questions. Selles spontanées (diarrhée). P. 152 temp. matin 38°6 ; soir 38°2.

Ponction lombaire (2°) à 4 heures du soir : 26 centimètres cubes de liquide simplement louche, s'écoulant en jet.

27 *mars* : P. 136 ; temp. m. 38° 2 ; s. 38° 8.

28 *mars* : On constate une grosse vésicule d'herpès sur le thorax au niveau de la base de l'appendice xiphoïde. Par ailleurs, mêmes constatations. L'enfant crie toujours dès qu'on la touche. Pouls, irrégulier, 136. Temp. mat. 39° 4.

Ponction lombaire (3°), à 10 h. du matin : 27 cmc. de liquide un peu moins louche que le précédent, s'écoulant en gouttes pressées.

Injection intra-rachidienne de 20 cmc. de sérum antiméningococcique (Dopter).

A 6 heures du soir, nous revoyons l'enfant. Elle n'a pas eu de bain depuis son injection de sérum, et malgré cela, elle est restée très calme toute l'après-midi, sans pousser un cri. La nuque est moins raide. Le Kernig moins prononcé. L'enfant se laisse remuer sans se plaindre. Elle ne souffre pas du tout de la tête. Le pouls, moins rapide que le matin (120), est surtout plus plein et plus régulier. La température est descendue à 38° 8.

29 *mars*: L'enfant a dormi toute la nuit sans crier. Ce matin, elle est calme, et ne souffre pas de la tête. Le renversement de la tête en arrière est moins prononcé. Les bains ne sont

pas repris. P. 108. La tempér. du matin est descendue à 37·1 ; la temp. du soir ne monte qu'à 37·9.

30 mars : Tempér. du matin 37·2; pouls, 96. On ne trouve plus qu'un léger degré de Kernig. La tête, encore renversée en arrière, se mobilise cependant beaucoup plus facilement.

Ponction lombaire (4me) : 23cm. c. de liquide à peine louche, plutôt opalescent.

Injection intra-rachidienne de 20 cent.c. cubes de sérum(Dopter).

Dans l'après-midi, l'enfant se plaint de la tête ; temp. du soir, 38·7.

31 mars : La nuit a été parfaite. L'hyperextension de la tête est très diminuée. Le Kernig ne persiste qu'à un degré très léger. On constate une seconde vésicule d'herpès à côté de la première, déjà flétrie.

Dans l'après-midi, on trouve l'enfant qui s'est assise sur son lit et qui joue et cause.

1er avril : L'enfant s'asseoit seule dans son lit. La raideur de la nuque et le Kernig ont complètement disparu. Nouvelle vésicule d'herpès au voisinage des deux premières.

2 avril : L'enfant commence à s'alimenter avec appétit.

9 avril : La guérison clinique se maintient complète. Depuis le 31 mars, la température n'a pas dépassé 37°. (Les bains n'ont pas été repris depuis la première injection de sérum).

Ponction lombaire (5e) : 28 centimètres cubes de liquide absolument clair et incolore.

14 avril : L'enfant se lève depuis plusieurs jours déjà et marche sans difficulté.

Ponction lombaire (6e) : 8 centimètres cubes de liquide absolument clair et incolore.

Le 15 avril, l'enfant quitte l'hôpital, paraissant complètement guérie.

22 avril : L'enfant est ramenée à l'hôpital, dans l'après-midi. Très bien portante, depuis son départ, jusqu'au 20 avril, elle a commencé, à cette date, à se sentir fatiguée. Le lendemain, elle s'est plainte, à plusieurs reprises, de la cuisse gauche et a eu des nausées fréquentes. Depuis ce matin, elle se plaint en outre de rachialgie lombaire ; temp. à son entrée 37°9.

Examen (*23 avril*) : A la visite du matin, on trouve un enfant qui ne présente aucun trouble intellectuel. Aucune douleur de tête. Aucun trouble du côté des yeux. Pas d'éruption. Réflexes normaux. L'examen de la cuisse gauche n'est pas douloureux et ne révèle rien d'anormal de ce côté. On ne trouve pas de raideur de la nuque. Mais il existe un Kernig manifeste. La température du matin est de 37°5.

Dans l'après-midi du même jour, vers 1 heure, l'enfant est reprise de douleurs intenses dans la cuisse gauche, qui lui arrachent des cris incessants.

Ponction lombaire (7°) à 2 heures du soir : On ne parvient à recueillir que 2 à 3 cmc. de liquide, légèrement trouble.

Une injection intra-rachidienne de 20 cmc. de sérum antiméning. (Dopter) est cependant pratiquée. Poussée très lentement, elle n'éveille aucune réaction. Température du soir 38°.

24 avril : Depuis l'injection, l'enfant ne s'est pas plainte du tout. On trouve encore du Kernig net. Température du matin 37° ; soir 37°2.

26 avril : Température du matin 37°. Pas d'autre symptôme que le Kernig, qui persiste toujours.

Dans le courant de la matinée, l'enfant change graduellement. Elle devient agitée, crie et pleure, sans accuser cependant de localisation douloureuse. En présence de cet état, qui va s'accentuant, on se décide à pratiquer une *ponction lombaire* (8°), à 3 heures du soir, qui ne fournit que 5 cmc. de liquide légèrement louche.

Injection intra-rachidienne (4°) *de 10 cmc. de sérum antimen.* (Dopter), très bien tolérée. Température du soir, 36°9.

27 avril : La température reste à 37°. Mais l'enfant a des vomissements une partie de la soirée.

28 avril : L'enfant est plus abattue. Le Kernig est plus intense. Pouls 112 ; température 37°, matin et soir.

Ponction lombaire (9e), à 2 heures du soir : 45 cm.c. de liquide légèrement louche, s'écoulant en grosses gouttes très rapprochées.

Injection intra-rachidienne (5e) *de 20 cmc. de sérum.* — (Dopter).

29 avril : L'abattement a disparu. Pas de température. Kernig toujours très accentué.

10 mai : L'état général est excellent, mais le Kernig persiste toujours et l'enfant reste couchée dans son lit, refusant de s'asseoir.

19 mai: L'enfant s'asseoit seule dans son lit. Mais quand elle marche, elle conserve encore une démarche raide, et, quand elle se baisse pour ramasser un objet à terre, elle est obligée préalablement de fléchir complètement les genoux.

19 juin : La raideur de la démarche a complètement disparu. Pas le moindre Kernig. L'enfant parait complètement guérie.

Ponction lombaire (10e) : 30 cm.c. de liquide absolument clair et incolore.

L'enfant quitte l'hôpital le 13 juin 1909.

Examens du liquide céphalo-rachidien

1re Ponction (24 mars) : 7 cmc. de liquide puriforme. Très abondants polynucléaires, dont beaucoup très altérés. Nombreux méningocoques intra-cellulaires.

Sur gelose et sur gelose-ascite, on obtient au bout de 24 heures, des *cultures pures de méningocoques*, en colonies isolées.

La culture sur gelose est réensemencée sur un tube de gelose qui donne, au bout de 24 heures, des colonies abondantes de méningocoques, confluentes et formant nappe.

Le réensemencement de ce second tube sur un troisième tube de gelose ne donne pas de colonies.

(M. Dopter a eu l'obligeance d'identifier ces cultures sur gelose et a constaté qu'elle étaient bien constituées par le méningocoque de Weichselbaum).

4e *Ponction* (30 mars), après sérum: 23 centimc. de liquide à peine louche, Polynucléose. Rares méningocoques.

5e *Ponction* (9 avril) 28 cmc. de liquide absolument clair. Lymphocytose légère. Pas de microbes.

Les cultures sur gélose-ascite donnent des colonies de méningocoques, ne prenant pas le Gram, associées à de beaucoup plus nombreuses colonies de cocci en amas et en chaînettes qui prennent le Gram.

6e *Ponction* (14 avril): 8 cm.c. de liquide absolument clair et incolore. Très rares lymphocytes, bien conservés, pas de microbes. Les cultures sur gelose-ascite et sur gelose restent stériles.

7e *Ponction* (23 avril). *Rechute*. 2 cm. c de liquide trouble. Polynucléose abondante. Quelques grands mononucléaires. Quelques lymphocytes. Pas de microbes.

Les cultures sur gélose-ascite et sur gélose restent stériles.

8e *Ponction* (26 avril): 5 cm.c. de liquide légèrement louche. Très rares cellules conjonctives. Pas de leucocytes. Méningocoques très nombreux, comme en culture pure.

L'ensemencement sur gélose-ascite donne, en moins de 24 heures, d'abondantes colonies confluentes de meningocoques presqu'à l'état de pureté.

9e *Ponction* (28 avril) : 45 cm. c. de liquide légèrement louche. Très rares lymphocytes. Pas de microbes.

Les cultures sur gelose-ascite restent stériles.

10e *Ponction* (10 juin) : 30 cmc. de liquide absolument clair et incolore. Ni cellules, ni microbes.

L'ensemencement de tubes de gélose, pratiqué en faisant couler directement sur la gelose le liquide céphalo-rachidien qui s'écoule par l'aiguille au moment de la ponction, ne donne aucun résultat après 48 heures de séjour à l'étuve à 38°.

Observation X (*Personnelle et inédite*).

B... Georges, 14 ans, venant du même établissement scolaire que D... Clovis (obs. III), que P... Pierre (obs. IV), que R... André (obs. VII), et que V... Raymond (obs. VIII); entre à l'hôpital Saint-Joseph, dans le service du docteur Leroux, le 18 juin 1909 (soit 3 mois et demi après l'entrée du dernier atteint, V... Raymond, entré le 2 mars).

C'est un enfant très fortement constitué et qui a toujours eu une excellente santé. La veille encore, il paraissait très bien portant, et avait joué toute l'après-midi au bois de Boulogne.

Le vendredi matin 18 juin, il est pris brusquement de vomissements et de maux de tête et se met à délirer. On l'amène à l'hôpital dans la soirée du même jour. La tempér. à son entrée est de 38°4. Toute la nuit, agitation extrême et délire incessant.

Examen (19 juin). A la visite du matin, on trouve un enfant plongé dans un état de prostration très accentué. Les membres sont contracturés. Raideur extrême de tout le rachis. Congestion intense des yeux, qui sont déviés en haut et à droite, sous les paupières qui les recouvrent à demi. Pupilles très dilatées, la droite encore plus que la gauche. Pouls 180; tempér. 39°1.

Ponction lombaire à 11 h. 1/2 du matin : 20 cmc. de liquide trouble, de teinte légèrement rosée. N'ayant pas de sérum anti-méningoc. sous la main, on ne peut faire une injection immédiate.

Après la ponction, l'enfant présente de la cyanose des extrémités, et la mort survient à 1 h. 1/2 de l'après-midi, ce même jour, 19 juin. L'autopsie n'a pu être pratiquée.

L'examen du liquide céphalo-rachidien a montré une polynucléose abondante avec des méningocoques très nombreux.

Observation XI (*Personnelle et inédite*).

R.. Marcelle, 12 ans, venant de Puteaux, est amenée à l'hôpital Saint-Joseph, dans le service du Dr Leroux, dans la soirée du 19 juin 1909.

On ne peut obtenir de la mère que les renseignements suivants : L'enfant serait alitée depuis quinze jours. Il y a une dizaine de jours, elle a eu des vomissements. Depuis trois jours, elle crie sans discontinuer.

Examinée à son entrée par l'interne de garde, M. Mesnager, l'enfant présente à ce moment un état de torpeur accentué, une raideur extrême de la nuque et de tout le rachis. La pression, même légère, des apophyses épineuses arrache aussitôt des cris à la malade. Le Kernig est très prononcé. Les réflexes rotuliens sont trouvés normaux. Par instants, un peu de strabisme. Langue très sèche. Tempér. 37°3.

Ponction lombaire (à 7 h. du soir) : 10 cmc. de liquide trouble, de couleur jaune.

20 juin. Pas de changement dans l'état de la malade. Temp. du matin 36°8.

Ponction lombaire (2e) : 25 cmc. de liquide trouble et de couleur jaune.

Injection intra-rachidienne de 25 cmc. de sérum anti-mén. (Flexner). Temp. du soir 36°8.

21 juin : Même état. Se plaint toujours de la tête. Se plaint en outre du ventre. On constate une zône de matité suspubienne remontant à moitié chemin de l'ombilic ; on sonde la malade et on retire plus de 500 gr. d'urine, bien que la malade inondât perpétuellement son lit la veille et la nuit précédente. Pouls 130 : Temp. mat. 37°8 ; soir 37°4.

Ponction lombaire (3e) 20 centimètres cubes de liquide franchement trouble, s'écoulant goutte à goutte, très lentement.

Injection intra-rachidienne (2ᵉ) : *de 30 centimètres cubes de sérum* très bien supportée.

22 juin : La rétention d'urine s'est reproduite. P. 132 ; tempér. 37°.

Ponction lombaire (4ᵉ) à 11 heures du matin : On ne parvient à retirer qu'une quinzaine de centimètres cubes de liquide, simplement louche, toujours jaunâtre.

On pratique cependant une *injection intra-rachidienne* (3ᵉ) *de 30 centimètres cubes de sérum antiméning.* (Flexner), poussée très lentement.

Dès après l'injection, l'enfant est prise d'une polypnée très accentuée, le pouls devient petit et fuyant. Ces accidents durent quelques minutes à peine, puis tout rentre dans l'ordre, sans qu'on ait besoin de pratiquer une nouvelle ponction évacuatrice.

L'enfant reste assez calme pendant la première moitié de l'après-midi. Puis elle recommence à crier comme les jours précédents, et meurt subitement vers 4 heures et demi du soir.

Autopsie (23 juin) : Congestion intense des hémisphères cérébraux, avec quelques petites traînées exsudatives disséminées par places le long de certains troncs vasculaires. Exsudat notable au niveau de la base, surtout au niveau du chiasma, mais se prolongeant sur la protubérance et sur le bulbe. En décollant les scissures de Sylvius, on s'aperçoit que l'exsudat se poursuit dans leur profondeur, en suivant le trajet des vaisseaux.

Les coupes du cerveau ne montrent ni piqueté hémorragique, ni foyer d'hémorragie ou de ramollissement, ni abcès.

L'examen de la moelle n'a pu être pratiqué, non plus que celui des organes thoraciques et abdominaux.

Examens du liquide céphalo-rachidien.

1ʳᵉ ponction (10 juin) : 10 cm. de liquide trouble. Polynucléose prédominante (certains polynucléaires sont très altérés). Lymphocytes assez nombreux. Méningocoques peu nombreux.

2me *ponction* (20 juin) : 25 cm. de liquide trouble. Mêmes éléments cellulaires, mais les polynucléaires semblent encore plus altérés. Méningocoques.

3me *ponction* (21 juin) : 20 cm. c. de liquide trouble. Polynucléose très abondante. Méningocoques peu nombreux.

L'ensemencement direct sur gélose au moment de la ponction lombaire avec le liquide qui s'écoule par l'aiguille, donne déjà, au bout de 20 heures, des cultures de *méningocoques*.

4me *ponction* (22 juin) : 15 cm. c. de liquide, simplement louche. Polynucléose extrêmement abondante. Méningocoques peu nombreux.

OBSERVATION XII (*inédite*).

(Due à l'obligeance des Dr MARTIN et DARRE.)

D.., a été soigné pour la maladie du sommeil à l'hôpital Pasteur. Il avait cessé tout traitement à partir du mois de juin 1908 ; il était en parfaite santé et avait pu reprendre sa profession de représentant de commerce.

Le *5 mars 1909*, il est pris de malaise, d'insomnie. Il avait depuis quelques jours des douleurs vagues dans les masses musculaires du tronc et des membres et des douleurs dans la sphère d'innervation des deux cubitaux. *Le 6 mars*, il ressent quelques frissons, puis de la fièvre; il vient nous consulter : Nous constatons une légère tachycardie (102 puls.), bien que la température soit normale (37° 3) ; sur le dos, on voit des taches d'érythème circiné caractéristique de la trypanosomiase ; on ne constate aucun autre symptôme anormal. Le malade nous paraît atteint d'une rechute de sa trypanosomiase ; il est soumis au traitement par l'atoxyl (une injection sous-cutanée de 0 gr.50 est faite à 10 heures du matin).

A peine rentré chez lui, D...., est pris d'une fièvre élevée (41°). Cette réaction fébrile n'est pas rare chez les malades traités par l'atoxyl, lorsqu'ils ont du trypanosome dans le sang. La nuit est mauvaise, le malade est agité. Le lendemain matin, 7 *mars*, il tombe brusquement dans le coma.

On l'amène à l'hôpital à 4 heures de l'après-midi. Il est dans le coma. Le facies est rouge et vultueux. L'agitation est extrême ; le malade remue sans cesse : la tête est jetée à droite et à gauche : les membres et le corps sont le siège de mouvements désordonnés. Il n'y a pas de convulsions épileptiformes. On constate une légère raideur de la nuque, et le signe de Kernig n'est qu'ébauché. Les pupilles sont dilatées, égales, réagissant bien à la lumière. Par moments, on note une légère parésie du facial gauche. Il y a de l'hyperesthésie. Les réflexes tendineux sont exagérés, on constate de la trépidation épileptoïde, le signe de Babinski existe des deux côtés. Il existe quelques troubles sphinctériens : rétention passagère d'urine suivie d'incontinence. On n'a observé aucun vomissement. Le pouls est rapide et irrégulier, la respiration est bruyante, entrecoupée par des pauses assez longues, sans qu'il y ait de rythme de Cheyne Stokes.

Le malade succombe le 8 *mars* à 9 heures du matin.

Examens du liquide céphalo-rachidien

La ponction lombaire a été pratiquée le 7 mars à 6 heures de l'après-midi.

Forte hypertension : écoulement en jet.

Le liquide est puriforme. Après centrifugation, on note un dépôt abondant ; le liquide qui surnage, est clair et nettement coloré en jaune.

Léger coagulum fibrineux après quelques minutes.

L'examen cytologique révèle une polynucléose presque pure ; les polynucléaires sont très avariés. On ne constate aucun microbe sur les lames.

Ce liquide a été largement ensemencé sur gélose ; et 8 heures après l'ensemencement, sont apparues des *cultures de méningocoques*.

Examen du sang. 20 centimètres cubes de sang ont été ensemencés dans des ballons de bouillon ; la culture est restée négative.

On n'a constaté aucun typanosome ni dans le sang, ni dans le liquide céphalo-rachidien.

Autopsie. On constate une méningite prédominant au niveau de la convexité du cerveau, beaucoup moins marquée au niveau de la moelle. Il y a très peu de lésions : du liquide puriforme dans les espaces sous-arachnoïdiens, une légère congestion des méninges. Il n'y a pas de dilatation ventriculaire, pas d'œdème cérébral ; aucune lésion appréciable à la coupe du cerveau. Au niveau de la moelle, on note une légère congestion de la substance grise.

Le liquide cérébro-spinal a été prélevé et ensemencé sur gélose ascite : en 24 heures ont apparu des colonies de méningocoques. Il faut noter que, comme avec le liquide prélevé pendant la vie, le nombre des colonies a été très petit : 10 à 20 colonies sur trois tubes ensemencés largement. Il y a contraste entre le petit nombre des microbes et la gravité de la maladie.

Observation XIII (*inédite*)

(Due à l'obligeance des docteurs Martin et Darré).

B..., René, âgé de 7 ans, entre le 29 mai 1909 à l'hôpital Pasteur.

Depuis quelques jours, il était légèrement enrhumé et avait, la nuit surtout, de fréquents éternuements.

Le 28 *mai*, au réveil, il se plaint de la tête ; il ne peut déjeuner ; dans l'après-midi, on doit le coucher ; le soir il semble mieux, joue comme d'habitude, peut manger un peu.

Mais dans la nuit, il est pris à deux reprises de vomissements.

Le 29 mai, le médecin, qui voit l'enfant, appelle en consultation le docteur Hallé, qui décide de pratiquer une ponction lombaire ; la ponction donne issue à un liquide trouble. L'enfant est envoyé à l'hôpital Pasteur.

A son entrée à l'hôpital (5 heures du soir), l'enfant est un peu abattu ; mais il répond très bien aux questions et n'a pas de délire. Il est couché en chien de fusil ; la raideur de la nuque est très nette, le signe de Kernig très marqué. Les réflexes rotuliens sont un peu exagérés ; il n'y a pas de trépidation épileptoïde ; le réflexe de Babinski se fait en flexion. Il n'y a pas de troubles oculaires ; les pupilles sont modérément dilatées, réagissant bien à la lumière et à l'accommodation ; il n'y a pas de strabisme, pas de photophobie ; on note cependant un peu de douleur à la pression des globes oculaires. On ne constate aucun trouble auriculaire. Il n'y a pas d'hyperesthésie. La raie méningitique est très nette.

La rate est appréciable, mais n'est pas notablement hypertrophiée ; le foie est normal. La langue est saburrale ; le pharynx, un peu rouge ; le ventre est un peu rétracté. On ne trouve rien au cœur, ni aux poumons. Le pouls est à 110, la température à 39° 2.

On pratique une *ponction lombaire*, qui donne issue à un liquide trouble, lactescent ; on recueille facilement 25 cmc. de liquide et on fait une *injection de 30 c. de sérum antiméningococcique* (sérum de Dopter).

On donne des bains chauds toutes les quatre heures, et on applique une vessie de glace sur la tête.

30 mai. La nuit a été bonne ; l'enfant a dormi. La raideur de la nuque et le signe de Kernig sont aussi intenses. L'enfant souffre beaucoup moins de la tête ; la température est à 37° 8 le matin, 37° 1 le soir ; le pouls est à 84. L'enfant n'est plus abattu, l'amélioration est considérable. Urines, 250 gr. par 24 heures, légèrement albumineuses.

On pratique le soir une *seconde ponction lombaire* le liquide est encore lactescent comme la veille. *Nouvelle injection de 30 cmc. de sérum.*

31 mai. L'enfant a été agité pendant la nuit. Mais l'amélioration persiste. Temp. : 37° 1, le matin, 37° le soir. Pouls : 68. Urines : 270 gr ; plus d'albumine. Une selle diarrhéique.

On pratique le soir une *troisième ponction lombaire* : le liquide est plus clair, mais reste encore opalescent. *Nouvelle injection* de 20 cmc. de sérum.

1er juin. L'enfant souffre encore un peu de la tête, mais est très gai ; la raideur commence à diminuer, surtout après les bains. Temp. : 37° le matin, 37°1 le soir ; pouls : 70. Urines : 300 gr. Une selle diarrhéique.

2 juin. La raideur de la nuque a disparu. Temp. : 36°9 le matin, 37°8 le soir. Pouls : 70. Urines : 200 gr.

3 juin. L'enfant se plaint encore un peu de la tête ; mais la raideur diminue ; il peut s'asseoir facilement. Temp. normale. Urines : 600 gr.

4 juin. La raideur a disparu complètement. L'enfant est guéri. Urines : 800 gr.

La crise urinaire a été très nette : elle a commencé le 6 juin : l'enfant a uriné chaque jour de 1300 à 1700 gr. d'urine.

On a repris l'alimentation ordinaire le 8 juin ; l'enfant s'est levé le 25 juin et a quitté le service le 2 juillet.

Examens du liquide céphalo-rachidien

1re Ponction. Légère hypertension. Liquide fortement trouble ; après centrifugation, dépôt abondant ; le liquide qui surnage est clair et incolore.

Le dépôt est constitué presque exclusivement par des polynucléaires fortement avariés ; on trouve aussi quelques grands mononucléaires, et de très rares lymphocytes. Les microbes sont très rares : il faut parcourir attentivement plusieurs champs avant de rencontrer un diplocoque typique inclus dans un polynucléaire. L'ensemencement sur gélose a donné au bout de 12 heures une culture pure de méningocoques.

2e Ponction. Mêmes caractères du liquide : gros flocons fibrineux dans le liquide ; très peu de microbes sur lames, mais culture positive au bout de 20 heures.

3e Ponction. Liquide beaucoup moins trouble ; dépôt peu abondant, le liquide surnageant est incolore. A côté de nombreux polynucléaires qui restent prédominants, on voit augmenter le nombre des cellules mononucléaires et on peut noter des phénomènes de macrophagie. Plus de microbes sur lames. Cependant l'ensemencement sur gélose a révélé l'existence de méningocoques, on a obtenu une culture abondante au bout de 24 heures.

Observation XIV (*inédite*).

(Due à l'obligeance des Drs Martin et Darré).

L..., Henri, âgé de 6 ans 1/2, entre à l'hôpital Pasteur le 1er avril 1909.

Il a été pris brusquement, en pleine santé, le mercredi 31 mars vers midi, d'une céphalée violente ; il n'a pas eu de vomissements ; mais très rapidement la fièvre s'est allumée ; l'enfant est devenu somnolent et le médecin traitant a appelé en consultation le Dr Triboulet qui vit l'enfant le 1er avril à 8 heures du matin, fit le diagnostic de méningite cérébro-spinale, diagnostic confirmé par l'examen du liquide céphalo-rachidien.

L'enfant entre à 11 heures dans notre service. Il est plongé dans un état de torpeur, dont on ne parvient pas à le faire sortir. La raideur de la nuque est extrêmement marquée ; le signe de Kernig très prononcé. On constate de l'inégalité pupillaire ; les réflexes oculaires sont normaux ; on ne note pas de photophobie. La face est pâle. On ne note pas de convulsions. Les réflexes rotuliens sont légèrement diminués, le signe de Babinski existe des deux côtés ; il y a de l'hyperesthésie diffuse. L'enfant paraît voir et entendre ; mais son état mental est très fortement troublé, bien qu'il n'y ait pas de délire.

La langue est saburrale, un peu moins humide que normalement, la gorge est rouge ; il n'y a pas de coryza. On entend quelques râles de bronchite disséminés dans les deux poumons. La rate est légèrement augmentée de volume, mais on ne la perçoit pas au palper. Le ventre est un peu déprimé, et on note un peu de gargouillement dans la fosse iliaque droite. La température est à 39°8 ; le pouls est extrêmement rapide (180 par minute).

On pratique immédiatement une *ponction lombaire* et l'on retire un liquide purulent (30 centimètres c.). On injecte aussitôt *30 centimètres cubes de sérum antiméningococcique* (sérum de Dopter).

On donne aussi des bains chauds toutes les trois heures.

La journée du *1er avril* est très mauvaise : l'enfant est constamment dans une profonde torpeur. Par moments, il s'agite ; on observe alors quelques mouvements convulsifs au niveau de la face, les yeux roulent dans les orbites ; il y a du grincement des dents, la raideur s'accentue, l'enfant se plaint. Ces crises qui durent quelques minutes sont d'abord assez espacées, puis deviennent de plus en plus fréquentes ; dans la soirée, elles reviennent toutes les demi-heures à peu près. Les bains chauds calment nettement l'enfant, et font cesser les crises pendant une heure environ. Temp. 40°4.

2 avril. L'enfant est très mal. La face est pâle, les yeux sont excavés, les traits tirés. Les contractures sont extrêmement intenses ; les crises sont extrêmement fréquentes. La torpeur est très accentuée. La température est à 40°2 ; le pouls à 150, mou, petit, inégal.

On pratique à 10 h. du matin une *seconde ponction lombaire* qui donne issue à un liquide purulent, et on injecte *30 c. c. de sérum de Dopter.*

L'enfant est extrêmement agité, ne cesse de pousser des cris. Il entre en agonie vers 2 heures et succombe assez brusquement à 2 heures 20.

Examens du liquide céphalo-rachidien.

1re *Ponction* : Liquide purulent ; légère hypertension.

Culot très abondant après centrifugation ; le liquide surnageant est clair et incolore.

Gros caillot fibrineux, qui se forme en quelques minutes.

Cytologie : très nombreux polynucléaires, avariés; quelques mononucléaires; assez nombreux globules rouges. On trouve facilement sur les lames des méningocoques typiques, tous intra-cellulaires.

Culture, sur gélose, a été positive : dès le lendemain, culture pure de méningocoques.

2e *Ponction* : les caractères du liquide sont absolument identiques à ceux que nous venons d'indiquer.

Autopsie. On trouve un cerveau volumineux ; les méninges sont très congestionnées ; un liquide trouble distend les espaces sous-arachnoïdiens : la méningite est très marquée surtout à la convexité du cerveau. Le cerveau est œdémateux et surtout extrêmement congestionné, la substance corticale a pris une teinte franchement rosée. Les ventricules ne sont pas dilatés. La moelle n'a pas été examinée.

Il n'y a pas de thrombose des sinus. Aucune lésion de l'oreille.

CONCLUSIONS

1° La méningite cérébro-spinale épidémique est une maladie de contagiosité certaine, mais relativement faible.

2° Le méningocoque de Weichselbaum, qui la détermine, a son développement favorisé par un certain nombre de causes secondaires, dont la plus importante paraît être l'influence saisonnière.

3° La première étape du méningocoque dans l'organisme est le naso-pharynx. C'est de là qu'il va envahir les méninges. C'est de là aussi qu'il peut se répandre au dehors, pour aller infecter d'autres individus.

4° Les symptômes cliniques les plus constants et les plus significatifs sont la raideur de la nuque et le signe de Kernig.

5° La symptomatologie clinique, dans son ensemble, n'a cependant aucune valeur de certitude. Et c'est à la ponction lombaire qu'il faut, en dernière analyse, demander la clé du diagnostic.

6° La ponction lombaire met en évidence la présence du méningocoque au niveau des méninges, et constitue en même temps une voie d'accès pour agir directement sur lui.

7° Des différents agents thérapeutiques introduits dans la cavité rachidienne par voie lombaire, seul le sérum antiméningococcique parait avoir une action efficace constante.

8° L'emploi des bains chauds prolongés doit être cependant conservé, à cause de leurs bons effets passagers, comme adjuvant au traitement sérothérapique.

BIBLIOGRAPHIE *

Achard et Grenet.— Hemorragie méningée dans le cours d'une méningite cérébro-spinale. *Bulletins et mémoires de la Société médicale des Hôpitaux de Paris* (séance du 30 octobre 1908).

Achard et Ramond.— Méningite pneumococcique à forme foudroyante. Richesse microbienne et pauvreté cellulaire du liquide de la ponction lombaire. *Bull. et Mém. de la Soc. méd. des Hôp. de Paris* (séance du 13 nov. 1908).

Apert.— Hemothorax double mortel au début d'une méningite à méningocoques. *Bull. et Mém. de la Soc. Méd. des Hôp. de Paris* (séance du 5 mars 1909).

Barbier et Vaucher.— Huit cas de méningite cérébro-spinale, dont cinq traités par le sérum de Dopter. *Bull. et Mém. de la Soc. Méd. des Hôp. de Paris* (séance du 14 mai 1909).

Bernard.— Du pronostic immédiat et éloigné des méningites cérébro-spinales. *Thèse de Paris* 1903.

Bettencourt et França. — Sur la méningite cérébro-spinale et son agent spécifique. *Arch. de l'Institut roy. de bactériologie Pestana. Lisb.* 1906, I, 1-60. 2 pl.

Bezançon. — *Précis de Microbiologie clinique*, 1906.

Blanc. — *Le Caducée* du 20 mars 1909.

Boinet. — Onze cas d'abcès du cerveau. *Bull. de l'Académie de médecine* (séance du 27 avril 1909).

Bovaird (David.) — *Arch. of internat. medecine*, 1909, vol III, n° 3, p. 267 (d'après Romme, in *Presse médic.*, 1909, n° 37, p. 328).

Bovier-Lapierre. — Panophtalmie et méningite cérébro-spinale. *Th. de Lyon*. 1901-1902.

* Pour la bibliographie antérieure à 1900, cf. Canert (*Méningite cérébro-spinale épidémique. Méningocoque.* thèse de Paris, juin 1900).

Brelet. — Diagnostic et traitement de la méningite cérébro-spinale épidémique. *Gaz. des hôpitaux du 6 avril 1909.*

Brindeau. — Trois cas de méningite cérébro-spinale dans l'état puerpuéral, *Soc. obstétricale de France*, 7 avril 1909.

Broca. — Méningite cérébro-spinale aiguë ressemblant à l'appendicite. *Rev. gén. de clin. et de thérapeut.* 1908. p. 561. — *Bulletin hebdomadaire de statistique municipale (ville de Paris)* 1909.

Busquet. — Transmission du méningocoque par les voies respiratoires. *Presse médic. du 7 août 1903.*

Cantonnet. — *Société d'Ophtalmologie de Paris*, 1909.

Cannet. — Méningite cérébro-spinale épidémique (méningocoque). *Th. de Paris* 1900.

Castaigne et Debré. — Méningite très riche en pneumocoques et sans réaction cellulaire du liquide céphalo-rachidien. *Bull. et mém. de la Soc. méd. des Hôp. de Paris* (séance du 20 nov. 1908).

Castaigne et Rivet. — Méningite cérébro-spinale épidémique compliquée d'hémiplégie. Comparaison chez un même malade des effets thérapeutiques de l'électrargol et du sérum de Dopter. *Bull. et mém. de la Soc. méd. des Hôp. de Paris* (séance du 14 mai 1909).

Chambelland. — Le traitement des méningites cérébro-spinales épidémiques. *Presse médic. du 7 avril 1909.*

Chauffard. — Le signe de Kernig dans les méningites cérébro-spinales. *Presse médic. du 3 avril 1901.*

Chauffard. — Méningites cérébro-spinales à méningocoques. Quelques points nouveaux de leur histoire (leçon clinique recueillie par Lœderich et publiée dans la *Presse médic. du 6 mai 1905*).

Chauffard et Froin. — Du diagnostic différentiel de l'hémorragie méningée sous-arachnoïdienne et de la méningite cérébro-spinale *Bull. et mém. de la Soc. méd. des Hôp. de Paris*, 1903, page 1168.

Claude et Lejonne. — Suites éloignées des lésions des centres nerveux concomitantes des méningites cérébro-spinales. *Bull. et mém. de la soc. méd. des Hôp. de Paris*, 1907, page 773.

Comby. — Méningite cérébro-spinale. Sérothérapie. *Bull. et mém. de la soc. med. des hôp. de Paris* (séance du 21 mai 1909).

Coucilmans. — *Médical soc. of the State of New-York*, 31 janvier 1905 (d'après C. Jarvis, « L'épidémie actuelle de méningite cérébro-spinale en Amérique » in *Presse médic. du 6 mai 1905*.)

Cuneo et André. — *Bull. de la soc. anatomique*, janvier 1903, p. 58.

Debré. — Méningite cérébro-spinale ayant duré onze mois avec plusieurs rechutes Guérison avec disparition des troubles moteurs et psychiques. *Gaz. des maladies infantiles et d'obstétrique* du 5 février 1909.

Debré. — Les principaux caractères cliniques de la méningite cérébro-spinale. *Presse médic.* du 19 mai 1909.

Derouse. — Des suites éloignées des méningites bactériennes ; méningites cérébro-spinales et paralysies infantiles. *Th. de Paris* 1903.

Deshayes. — Contribution à l'étude de la méningite cérébro-spinale otitique. *Th. de Paris* 1907.

Desfosses. — Technique de la ponction lombaire. *Presse médic.* du 29 mai 1909.

Dové. — Méningite aiguë cérébro-spinale. Arthrite suppurée à méningocoques ; guérison. *Normandie médicale* 1906, p. 108.

Dopter. — La méningite cérébro-spinale épidémique. Epidémiologie. Prophylaxie. (Revue générale). *Gaz. des hôpitaux du 20 mai* 1905.

Dopter. — Le diagnostic bactériologique de la méningite cérébro-spinale à méningocoque. *Bull. et mém. de la soc. méd. des hôp. de Paris* (séance du 11 déc. 1908).

Dopter. — Technique des injections de sérum anti-méningoccique dans le traitement de la méningite cérébro-spinale épidémique. *Progrès médical du 24 avril 1909.*

Dopter et Raymond Koch. — Recherche du méningocoque dans les fosses nasales. Son identification. *Presse méd. du 31 oct. 1908.*

Follet et Saquépée. — Sur les septicémies en général et les septicémies méningococciques en particulier *Presse méd. du 29 janvier 1906.*

Ferrand (Marcel). — Le diagnostic de la méningite cérébro-spinale épidémique (revue générale) *Gaz. des hôpitaux du 10 et du 17 mars 1906.*

Gachet (Georges). — De l'abolition précoce des réflexes rotuliens dans les méningites aiguës cérébro-spinales ; physiologie pathologique *Th. de Paris* 1903.

Galezowski (Jean). — Le fond de l'œil dans les affectionsdu système nerveux. *Th. de Paris* 1904.

Gassot. — De la surdi-mutité consécutive aux méningites. *Th. de Paris* 1903.

Gauthier. — Guérison et curabilité des méningites aiguës. *Th. de Lyon* 1908.

Gaussel. — La guérison histologique de la méningite cérébro-spinale. *Revue de Neurologie*, 1906, p. 46.

Ghon, von Lingelsheim.— Méningocoques et bactéries similaires. *XIX*^e^ *Congrès International d'Hygiène et de Démographie tenu à Berlin du 23 au 29 sept.* 1907. Section I, Microbiologie et Parasitologie appliquées à l Hygiène (Comptes-rendus publiés dans la *Revue d'Hygiène et de Police sanitaire* de sept.-oct. 1907, p. 846.

Gœppert.— *Berl. Klin. Wochenschr.* 1905, n° 25, p. 772 (analyse par Romme « Symptomatologie et clinique de la méningite cérébro-spinale », in *Presse médic.* du 5 juillet 1905).

Gouget et René Benard.— La méningite scarlatineuse. *Bull. et mém. de la Soc. méd. des Hôp. de Paris* (séance du 18 déc. 1908).

Griffon. — Diagnostic du méningocoque de Weichselbaum (discussion MM. Dopter et Netter). *Bull. et mém. Soc. méd. des Hôp. de Paris* (séance du 18 déc. 1908).

Griffon et Gandy.— *Bull. et mém. de la Soc. méd. des Hôp. de Paris* (séance du 5 juillet 1901).

Grysez.— La méningite cérébro-spinale et son traitement par le serum antiméningococcique de Simon Flexner. *Revue d'Hygiène et de Police sanitaire* de mars 1909.

Grysez.— La serotherapie antiméningococcique. *Presse médic. du* 29 *mai* 1909.

Guinon.— Article « Méningite cérébro-spinale épidémique » *Traité de Médecine Bouchard et Brissaud*, 2e édition, 1904, T. IX, p. 1006.

Herschmann (Béatrice). — Des érythèmes dans les méningites aiguës cérébro-spinales. *Th. de Genève*, 1906.

Hudelo et Merle. — Deux cas de méningite cérébro-spinale. *Bull. et mém. de la Soc. méd. des hôp. de Paris* (séance du 5 mars 1909).

Hutinel. — Article « Méningite cérébro-spinale épidémique » in *Traité de médecine et de thérapeutique Brouardel et Gilbert*, 1902, T. IX, p. 358.

Hutinel. Méningites urémiques. Méningites scarlatineuses (leçon clinique faite aux Enfants-Malades, le 6 février 1909, et publiée par Milhit dans le *Progrès médical du 27 février* 1909).

Hutinel. — Discussion à propos d'une communication de Silvy et Terrien. *Bull. de la Société de Pédiâtrie de Paris* (séance du 20 avril 1909).

Hybram. — Contribution à l'étude de la méningite cérébro-spinale (relation d'une épidémie dans la province d'Oran. Algérie. 1905). *Th. de Toulouse*, 1906.

Job et Grysez. — Les bases de la prophylaxie rationnelle de la méningite cérébro-spinale épidémique. *Arch. de méd. et de pharmacie milit.*, 1907, p. 418.

Jourdan. — Le signe de Kernig en dehors des méningites. *Th. de Paris 1908.*

Kolle. — (de Berne), **Flatten** (d'Oppeln). — La lutte contre la méningite cérébro-spinale. XIVe *Congrès International d'hygiène et de Démographie tenu à Berlin du 23 au 27 septembre 1907.* Section V. Lutte contre les maladies infectieuses. (Comptes-rendus publiés dans la *Revue d'hygiène et de Police sanitaire* de septembre-oct. 1907, p. 1909.

Lafforgue. — Sur les agents pathogènes de la méningite cérébro-spinale. *Comptes rendus hebdomadaires des séances de la Société de Biologie*, 1905, p. 199.

Lagane. — Technique essentielle de la recherche et de l'identification du méningocoque de Weichselbaum. *Presse méd.* du 29 mai 1909.

Lapierre. — *Journal de physiologie et de pathologie générale* du 15 mai 1903.

Lemoine, Goelhinger et Tilmant (de Lille). — Diagnostic de la méningite cérébro-spinale à méningocoques par la précipito-réaction. *Bull. et mém. de la Soc. méd. des hôp. de Paris* (séance du 2 avril 1909).

Lermoyez. — Discussion à propos d'une communication de H. Rendu. *Bull. et mém. de la Soc. méd. des hôp. de Paris.* (séance du 1er février 1901).

Lermoyez. — Discussion à propos d'une communication de Barbier et Vaucher. *Bull. et mém. de la soc. méd. des hôp. de Paris.* (séance du 14 mai 1909).

Letulle et Lagané. — A propos de la réaction de précipitation de Vincent ; précipitation spontanée après séjour à l'étuve du liq. céphalo-rachidien de méningite cérébro-spinale à méningocoques. *Comptes rendus hebd. de la soc. de biologie* (séance du 15 mai 1909).

Lingelsheim (von). — Rapport sur les recherches bactériologiques sur la méningite cérébro-spinale faites à la station bactériologique de Beuthen O. S. *Deutsche méd. Woch.*, 29 juin et 3 août 1905.

Læper et F. X. Gouraud. — Polyurie et éliminations urinaires dans la méningite cérébro-spinale. *Presse médic.* du 1er février 1905.

Louis (J.). — Sur la précipito-réaction de la méningite cérébro-spinale. *Comptes rendus hebd. de la soc. de Biologie* (séance du 22 mai 1908).

Mandoul. — Epidémiologie de la méningite cérébro-spinale. *Presse médic.* du 11 février 1905.

Mandoul. — Un cas de paralysie faciale corticale consécutive à une méningite cérébro-spinale ayant évolué favorablement. *Arch. génér. de méd.* 1906. p. 152.

Menetrier et Touraine. — Méningite cérébro-spinale chez une femme enceinte. Guérison. *Bull. et mém. de la soc. méd. des hôp. de Paris* (séance du 4 déc. 1908).

Menetrier et Mallet. — Méningite cérébro-spinale à méningocoques. Traitement par les injections intra-rachidiennes de collargol. Mort. Etude histologique des lésions de la méningite et de l'action locale du collargol. *Bull. et mém. de la soc. méd. des hôp. de Paris* (séance du 4 déc. 1908).

Ménetrier et Mallet. — Infection méningée sans méningite. *Bull. et mém. de la soc. méd. des hôp. de Paris* (séance du 9 janvier 1909).

Ménetrier et Mallet. — Méningite cérébro-spinale à méningocoques. Traitement sérothérapique prolongé. Accidents d'intoxication sérique par intolérance ou anaphylaxie. Guérison. *Bull. et mém. de la soc. méd. des hôp. de Paris* (séance du 28 mai 1909).

Michailoff. — Les cas sporadiques de la méningite cérébro-spinale. *Th. de Lille*, 1906.

Netter. Curabilité de la méningite cérébro-spinale suppurée. Utilité des bains chauds et de la ponction lombaire. *Bull. et mém. de la soc. méd. des hôp. de Paris* (séance du 11 mai 1908).

Netter. — Traitement de la méningite cérébro-spinale suppurée. Bains chauds prolongés. Ponctions lombaires répétées. Collargol. Efficacité du sérum antiméningococcique. *Bull. et mém. de la soc. méd. des hôp. de Paris* (séance du 11 déc. 1908).

Netter. — Existence d'une épidémie de méningite cérébro-spinale épidémique à Paris et dans le département de la Seine ; efficacité du sérum antiméningococcique. *Bull. de l'Académie de médecine* (séance du 9 mars 1909).

Netter. — Étiologie, prophylaxie, sérothérapie de la méningite cérébro-spinale. *Bull. de l'Académie de médecine* (séance du 4 mai 1909).

Netter. — Des accidents consécutifs à l'emploi de sérum antiméningococcique. Anaphylaxie. Les élévations de la température ne sauraient, à elles seules, suffire à faire poursuivre les injections. *Bull. et mém. de la soc. méd. des hôp. de Paris* (séance du 28 mai 1909).

Netter et Debré. — Développement de l'épidémie de méningite cérébro-spinale à Paris et dans la Banlieue. Cas nouveaux traités par le sérum antiméningococcique. *Bull. et mém. de la Soc. méd. des hôp. de Paris* (séance du 25 février 1909).

Netter et Debré. — Nouvelles observations de méningite cérébro-spinale épidémique. Importance du mode d'emploi du sérum : injections répétées pendant plusieurs jours de suite. *Bull. et mém. de la Soc. méd. des hôp. de Paris* (séance du 5 mars 1909).

Netter et Debré. — Les éruptions sériques après injections intrarachidiennes de sérum antiméningococcique. *Comptes rendus hebd. de la Soc. de Biographie* (séance du 12 juin 1909).

Netter et Debré. — Liquide céphalo-rachidien limpide au cours des méningites cérébro-spinales (Première note : liquide clair pendant les 24 premières heures de la maladie). *Comptes rendus hebd. de la Soc. de Biologie* (séance du 29 mai 1909).

Netter et Debré. — Liquides céphalo-rachidiens limpides au cours des méningites cérébro-spinales (Deuxième note). Liquides clairs à une période avancée de la maladie. *Comptes rendus hebd, de la Soc. de Biologie* (séance du 19 juin 1909).

Noël. — A propos de la méningite cérébro-spinale dans l'armée. *Bulletin médical du 2 avril 1909*).

Noël.— Le rêve et la réalité dans la prophylaxie défensive contre la méningite cérébro-spinale épidémique dans l'armée. *Bulletin médical du 31 mars 1909.*

Pinto.— *Journal de physiologie et de pathologie générale du* 15 nov. 1904.

Ribadeau-Dumas et Debré — Envahissement massif du liquide céphalo-rachidien par des microorganismes et absence de réactions cellulaires au cours de méningites cérébro-spinales. *Presse médic.* 1909, n° 5.

Rimbaud. -- Les épistaxis dans la méningite cérébro-spinale *Gaz. des hôpitaux du* 24 juin 1909.

Rist.— Le diplocoque de la méningite cérébro-spinale. *Bull. de l'Institut Pasteur* 15 et 30 juillet 1903.

Rist et Paris.— Contribution à l'étude clinique et expérimentale de la méningite cérébro-spinale à diplicoques de Weichselbaum *Arch. génér. de méd.* 1904, n° 8.

Rist et Paris.— Purpura hémorragique et méningite cérébro-spinale à diplocoques de Weichselbaum. *Ann. de méd. et chir. infantiles*, 1904, p. 123.

Romme.— Méningococcémie sans méningite. *Presse médic. du 8 mai* 1909.

Rouvier. — Contribution à l'étude de la méningite cérébro-spinale, particulièrement dans la garnison de Toulon 1906-1908. Th. de Bordeaux 1908.

Salebert. — La méningite cérébro-spinale à Rennes pendant l'hiver 1908-1909. Traitement sérothérapique. *Bull. et mém. de la soc. med. des hôp. de Paris* (séance du 21 mai 1908).

Salebert et Louis. — Cytologie du liquide cephalo-rachidien dans la méningite cérébro-spinale, Rôle phagocytaire des cellules endothéliales. *Comptes rendus hebd. de la Soc. de Biologie* (séance du 15 mai 1909).

Salebert et Louis. — Des méningites cérébro-spinales abortives à liquide clair, sans ménigocoques apparents. Leur démonstration par la réaction de Vincent. *Bull. et mém. de la soc. méd. des hôp. de Paris* (séance du 11 juin 1909).

Sainton et Voisin. — Les séquelles psychiques des méningites cérébro-spinales aiguës. *L'Encéphale*. 1906, p. 237.

Sainton et Voisin. — Complications des méningites cérébro-spinales aiguës (revue générale). *Gaz. des hôpitaux* du 21 nov, 1907.

Sérotherapie antiméningoc. à l'étranger avant 1909 (Cf. *Netter, Bull. et mém. de la soc. méd. des hôp. d Paris*, séance du 11 déc. 1908, page 769 ; Kolle et Wassermann, Jockmann, Ruppel, Markl, Flexner, Schœne, Levy, Koplik, Robb, Dunn).

Siredey, Lemaire et Charrier.— Trois cas de méningite cérébro-spinale. *Bull. et mém. de la soc. méd. des hôp. de Paris* (séance du 26 février 1909).

Speroni. — Cellules de l'exsudat dans la méningite cérébro-spinale épidémique. *Presse médic. du 6 février* 1907.

Tessier. — Vingt-trois cas de méningite cérébro-spinale traités par le sérum anti-méningococcique. *Bull. et mém. de la soc. méd. des hôp- de Paris* (séance du 21 mai 1909).

Teissier, Boudon et Duvoir. — Méningite cérébro-spinale à streptocoques au cours de la scarlatine. *Bull. et mém. de la soc. méd. des hôp. de Paris* (séance du 24 décembre 1908).

Terrien (F.) et Bourdier. — Les troubles oculaires immédiats dans l'épidémie actuelle de méningite cérébro-spinale. *Bull. et mém. de la soc. méd. des hôp. de Paris* (séance du 18 juin 1909).

Vaillard. — Sur la méningite cérébro-spinale. *Bull. de l'Académie de médecine* (séance du 27 avril 1909).

Vaquez et Ribierre. — *Bull. et mém. de la soc. méd. des hôp. de Paris* (séance du 8 mars 1901).

Vincent. — (H.) Sur le précipito-diagnostic de la méningite cérébro-spinale. *Comptes rendus de la. soc. de Biologie* (séance du 15 mai 1909).

Vincent (H.). — Remarques sur le précipito-diagnostic de la méningite cérébro-spinale. *Bull. et mém. de la Soc. méd. des hôp. de Paris* (séance du 11 juin 1909).

Vincent (H.) et Bellot. — Diagnostic de la méningite cérébro-spinale à méningocoques par la précipito-réaction. *Bull. de* l'Académie de médecine (séance du 16 mars 1909).

Vincent (H.) et Bellot. — Nouvelles recherches sur le précipito-diagnostic de la méningite cérébro-spinale. *Bull. et mém. de la Soc. méd. des hôpit. de Paris* (séance du 21 mai 1909).

Warfield et Walker. — *Ann. de l'Institut Pasteur* du 15 mars 1904.

Wassermann et Leber. — Article « Sérothérapie de la méningite épidémique », in *Bibliothèque de Thérapeutique Gilbert et Carnot* 1re série, XI, *Médicaments microbiens*, 1909.

Weichselbaum. — Ueber die literarischen Schiksale des Diplococcus intracellularis meningitidis und seine ætiologische Bedeutung, *Centralbl. f. Bakteriol.* Albt., Iena, 1903, XXX III, 510-531.

Westenhœffer. — *Berl. Klin. Wochenschr*, 1905. n° 24, p. 737 (analyse par Romme, la *Presse médic.* du 21 janvier 1905, p. 388 : « Le pharynx comme porte d'entrée de la méningite cérébro-spinale épidémique »).

Widal. — Dicussion à propos d'une communication de Barbier et Vaucher. *Bull. et mém. de la soc. méd. des hôp. de Paris.* (séance du 14 mai 1909).

Widal et Et. Brissaud. — Epanchement puriforme aseptique des méninges avec polynucléaires histologiquement intacts. *Bull. et mém. de la soc. méd. des hôp. de Paris* (séance du 26 février 1909).

Zaguelmann. — Contribution à l'épidémiologie et à la bactériologie de la méningite cérébro-spinale épidémique, *th. de Paris*, 1903.

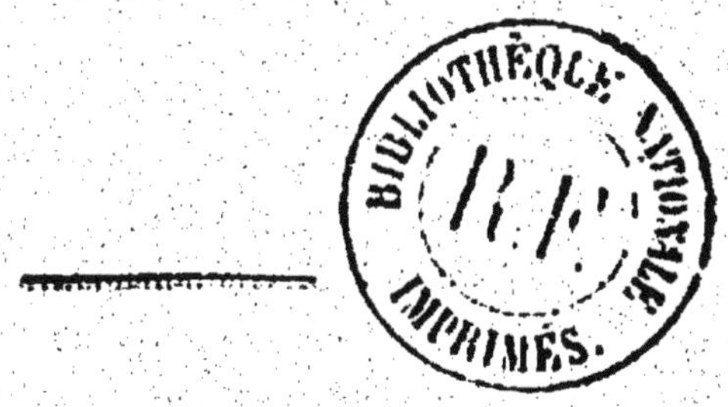

TABLE DES MATIÈRES

Angoulême. — Imprimerie L. COQUEMARD et Cie

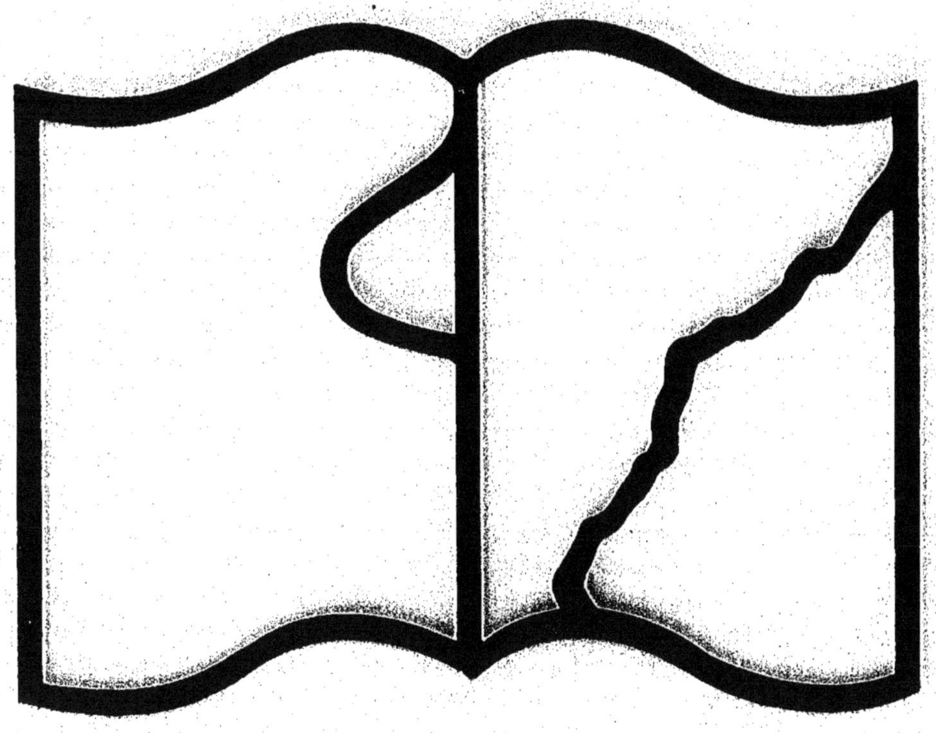

Texte détérioré — reliure défectueuse

NF Z 43-120-11

www.ingramcontent.com/pod-product-compliance
Ingram Content Group UK Ltd.
Pitfield, Milton Keynes, MK11 3LW, UK
UKHW012038240726
13965UKWH00003B/870

9 782013 581202